DR. TUSHAR WAGHMARE
DR. VIVEK CHOUKSE
DR. ABHAY NARAYANE

SISTEMAS DE ORIENTAÇÃO DA COR EM MEDICINA DENTÁRIA

DR. TUSHAR WAGHMARE
DR. VIVEK CHOUKSE
DR. ABHAY NARAYANE

SISTEMAS DE ORIENTAÇÃO DA COR EM MEDICINA DENTÁRIA

Uma visão geral

ScienciaScripts

Imprint

Any brand names and product names mentioned in this book are subject to trademark, brand or patent protection and are trademarks or registered trademarks of their respective holders. The use of brand names, product names, common names, trade names, product descriptions etc. even without a particular marking in this work is in no way to be construed to mean that such names may be regarded as unrestricted in respect of trademark and brand protection legislation and could thus be used by anyone.

Cover image: www.ingimage.com

This book is a translation from the original published under ISBN 978-620-8-01259-5.

Publisher:
Sciencia Scripts
is a trademark of
Dodo Books Indian Ocean Ltd. and OmniScriptum S.R.L publishing group

120 High Road, East Finchley, London, N2 9ED, United Kingdom
Str. Armeneasca 28/1, office 1, Chisinau MD-2012, Republic of Moldova, Europe
Printed at: see last page
ISBN: 978-620-3-22038-4

ÍNDICE

INTRODUÇÃO

Introdução

A cor é regida por componentes visuais e científicos e, em medicina dentária, é comunicada regularmente, mas muitas vezes mal compreendida, uma vez que nem todos os olhos humanos são capazes de a percecionar de forma padronizada.[1]

<u>Dimensões da cor</u>

A luz é uma forma de energia radiante electromagnética que pode ser detectada pelo olho humano. O olho é sensível a comprimentos de onda de aproximadamente 400 nm. (violeta) a 700 nm (vermelho escuro). As intensidades combinadas dos comprimentos de onda presentes num feixe de luz determinam a propriedade normalmente designada por cor.

Clark afirmou que "a cor, tal como a forma, tem três dimensões". Matiz, que é o nome da energia radiante, Croma, que é a saturação da matiz e Valor, que é a claridade ou escuridão relativa da cor. Uma vez que a correspondência de cores clínicas depende da capacidade do dentista para perceber a diferença na comparação do guia de cores do dente, é fundamental compreender completamente as dimensões da cor.

Para que um objeto seja visível, tem de emitir ou refletir ou transmitir a luz que incide sobre ele a partir de uma fonte externa. Este último é o caso dos objectos de interesse dentário[1]

Sproul C foi um dos pioneiros a descrever o sistema de ordem de cores Munsell. Ele (1973) explorou a natureza tridimensional da cor e a terminologia correta. O sistema de ordem de cores de Munsell é o sistema de eleição para a correspondência de cores em medicina dentária. O sólido de cor de Munsell pode ser comparado a uma esfera ou a um cilindro. Um eixo incolor ou acromático estende-se através do centro do cilindro, branco puro na parte superior e preto puro na parte inferior. Uma série de cinzentos, que progridem do preto para o branco em passos visuais iguais, liga estas extremidades. As cores (Matizes) estão dispostas em torno deste eixo e, dentro de cada Matiz, as cores estão dispostas em escalas de acordo com a sua claridade/escuridão (Valor) e a sua pureza ou força (Croma). (No Sistema Munsell, Matiz, Valor e Croma são capitalizados). As cores claras estão na parte superior do cilindro; as cores escuras estão na parte inferior. As cores são mais puras na parte exterior do cilindro e tornam-se progressivamente mais cinzentas à medida que se aproximam do eixo do Valor cinzento.[2]

Matiz

A tonalidade é o atributo da cor que é mais comummente confundido com a própria cor. A tonalidade é apenas uma das três dimensões da cor e não a cor em si. No entanto, o nome da cor do objeto é derivado da tonalidade. O espetro visível, que vai de 380nm a 760nm, produz um estímulo que evoca uma resposta conhecida como matiz. Nas palavras de Munsell, "É a qualidade pela qual distinguimos uma família de cores de outra".

Geralmente, existem seis famílias de tonalidades: violeta, azul, verde, amarelo, laranja e vermelho. Por exemplo, no guia de cores Vita existem quatro tonalidades A, B, C e D que indicam, respetivamente, castanho avermelhado, amarelo avermelhado, cinzento e cinzento avermelhado.[1]

Croma

A croma ou saturação pode ser definida como a pureza ou força da tonalidade. Nas palavras de Munsell, "É a qualidade pela qual distinguimos uma cor forte de uma fraca. "Os dentes humanos enquadram-se na área do amarelo ao vermelho-amarelo do sistema de ordem de cores de Munsell. As cores pálidas têm um croma baixo, enquanto as cores intensas têm um croma alto. Por exemplo, na tonalidade A' do guia de cores Vita, A1 tem o croma mais baixo enquanto A4 tem o croma mais alto.[1]

Valor

O valor ou brilho é a escuridão ou brancura relativa da cor. Numa escala de preto para branco, o branco tem um "valor elevado", o preto tem um "valor baixo" e a meio caminho entre o preto e o branco está o cinzento médio. O valor é a única dimensão da cor que pode existir por si só. Por exemplo, numa fotografia a preto e branco, apenas o valor pode ser apreciado, uma vez que a tonalidade e o croma não existem. As diferenças de valor são mais perceptíveis e, por isso, podem ter mais importância numa restauração dentária do que a tonalidade ou o croma. Na tonalidade 'A' do guia de cores Vita, A1 é a mais brilhante enquanto A4 é a mais escura. De acordo com Douglas R.D (1999) 16, existe uma relação inversa entre o valor Munsell e a espessura da porcelana[1]

COMISSÃO INTERNACIONAL DE ILUMINAÇÃO (C.I.E.)

Técnica instrumental para medir a cor

Uma organização chamada CIE (Commission Internationale de l'Eclairage) (iluminação) (1976) determinou valores padrão que são utilizados em todo o mundo para medir a cor. Os valores utilizados pela CIE são designados por L*, a* e b* e o método de medição da cor é designado por CIELAB. Trata-se de um espaço de cor quase uniforme cujas três coordenadas definem a luminosidade, a cromaticidade vermelho-verde e a cromaticidade amarelo-azul. L* representa a diferença entre claro (onde L*=100) e escuro (onde L*=0). a* representa a diferença entre verde (-a*) e vermelho (+a*), e b* representa a diferença entre amarelo (+b*) e azul (-b*). Utilizando este sistema, qualquer cor corresponde a um lugar no gráfico As variáveis de L*, a*, b* ou E* são representadas como delta L*, delta a*, delta b* ou delta E*, em que delta E* = delta (delta L*2+delta a*2+delta b*2). Representa a magnitude da diferença de cor, mas não indica a direção da diferença de cor.[3]

Perceção da cor-

A perceção da cor envolve muitos aspectos físicos, fisiológicos e psicológicos. É um sentido imediato e inconsciente influenciado pela fonte de luz, pelo objeto e pelo observador.

A fonte de luz

A fonte de luz tem a cor da luz emitida e é descrita em temperatura de cor (°Kelvin). O ambiente de iluminação faz uma diferença significativa na perceção da cor. Os dentes e o guia de cores devem estar suficientemente iluminados. A luz reflectida por uma superfície brilhante obscurece a perceção da luz pelo observador. As sombras devem ser eliminadas, uma vez que reduzem a luz disponível e escondem os pormenores. A iluminação deve ser adequada, mas não intensa. O consultório dentário pode ser iluminado por uma combinação de luz solar natural e luz artificial.

Fontes de iluminação

Luz recomendada para a obtenção exacta da cor em medicina dentária

- 5500K

- Replica o meio-dia natural

- Equilibrar todas as tonalidades na curva espetral

- Distância de trabalho 12 a 15 polegadas

- Comprimento do braço

- Ambiente adequado

A luz do dia, embora seja uma fonte ideal, não pode ser utilizada de forma rotineira, uma vez que pode entrar na sala diretamente ou reflectida. A luz solar é a principal fonte de luz. Mas a sua intensidade varia consoante o tempo. Na seleção da cor A luz afecta a seleção da cor na maioria das vezes. Se a sombra for selecionada à luz da cadeira dentária, afecta a sombra que aparece à luz do sol. As condições normais de iluminação devem ser mantidas para obter a tonalidade exacta. A luz solar é considerada como a principal fonte para selecionar a cor correspondente. Na maioria das clínicas, a correspondência de cores é efectuada à luz do sol, mas o principal método normalizado de correspondência de cores, de acordo com Gerard et al 1981[14] e muitos estudos, é entre as 12:00 e as 15:00 horas. Este estudo foi efectuado à luz do sol com protocolos de tempo normalizados.[4]

Devem ser tidos em consideração vários sistemas de guias de cor para a exatidão da correspondência de cor do dente adjacente.

REVISÃO DA LITERATURA

Revisão da literatura

Sorensen JA et al (1987)[5] descreveu problemas inerentes ao procedimento de

correspondência de cores, a comunicação entre o dentista e o ceramista foi discutida em

O observador:

☐   Pouca formação do dentista em ciência da cor

☐   A perceção das cores é subjectiva, varia de pessoa para pessoa, existindo desacordo entre

dentistas na correspondência de cores, cada dentista não duplicaria a sua seleção de cores em

dias diferentes.

Condições de visualização: As fontes de luz no laboratório, na clínica, a cor das paredes, a quantidade de luz solar, o vestuário do doente e a maquilhagem afectam a seleção da cor; a luz fluorescente tende a acentuar a gama azul do espetro de cores, a luz incandescente aumenta o amarelo - vermelho laranja. Para uniformizar as condições de iluminação, tanto o dentista como o ceramista devem utilizar luzes com correção de cor com um índice de restituição de cor de 90 ou superior para selecionar as cores.

Guias de sombra: Problemas inerentes às guias de sombra segundo Sproull

☐   Os guias disponíveis não cobriam o volume de espaço de cor necessário

☐   Não existe uma disposição sistemática dos separadores

☐   Existem agrupamentos de cores em algumas áreas do espaço de cores, vazios noutras regiões

☐   Método de fabrico irrealista - falta de suporte metálico

Tecnologia e comunicação inadequadas: Falta de tecnologia para ligo espetrofotómetro ao

computador

A textura da superfície afecta a perceção do valor de uma restauração. Segundo Obreon et al, uma textura de superfície lisa aumentou o valor da amostra de porcelana e sugeriu a utilização de uma superfície texturada em opacos para manter o nível de valor baixo.

☐   Descreveu 15 passos para a correspondência de cores e orientações para a seleção de tonalidades.

☐   Procedimento sistemático que decompõe a seleção de cores em elementos opacos, corpo, sombra de porcelana incisal, resíduos apresentados.

Sorensen e Torres (1987)5 et al colmatam a lacuna de comunicação entre o ceramista e o dentista utilizando a tabela de indicadores de cor (Vita) para determinar as cores opacas, de corpo e incisais da porcelana. Os métodos de comunicação e documentação da informação incluem.

☐   Um meio de comunicar e registar a textura da superfície - a superfície rugosa arranha
o
reflexão da luz em muitas direcções diferentes. Superfície lisa, reflecte a maior parte da luz para o observador.

☐   Indivíduo jovem - lóbulos de desenvolvimento, ondulação vertical definida com
forma de cone
broca de diamante, perikymata com broca em forma de bola de pé, autoglaze leve, pasta de polimento de diamante, brilho dado com roda de feltro.

☐   A superfície lisa, como no caso da abrasão, pode ser obtida com uma roda de
borracha, um limpador de latão, feltro
roda

☐   Separador de cores dos dentes: os dentes extraídos podem ser utilizados como guia de cores.

☐   Formulário de prescrição estética - é fornecida uma grelha por baixo dos dentes para registar a cor de base, tonalidades numeradas selecionadas de porcelana opaca, de corpo e incisal. Também área de croma elevado, linha de craquelé, hipocalcemia, padrão de translucidez incisal. Dentes anteriores divididos em três partes

☐ Molde de identificação - para fazer etiquetas de identificação. Utilização de dentes naturais

molde de impressão - o separador pode ser feito para verificar a combinação de porcelana opaca, de corpo e incisal
selecionado com o sistema de tabela de indicadores de cor. Para realizar a aplicação fina de um agente de libertação de porcelana no molde, a dentina opaca selecionada, a porcelana incisal aplicada, a translucidez com porcelana transparente. A lingueta é removida e queimada. O fabrico de uma lingueta com o molde de identificação de acordo com a tonalidade numerada registada e a textura aproximada da superfície permite a confirmação visual da tonalidade selecionada e da disposição da porcelana.

☐ Mapa de caraterização - localização exacta da hipo-calcificação, translucidez desenhada
fita transparente no dente contra-lateral ou medido com um calibre corporal.

Burget et al (1990)[6] descreveu a vantagem do colorímetro de fibra ótica. A cor do dente é causada pela reflexão de volume, ou seja, a passagem da luz incidente através do dente seguida de uma emergência para trás. Esta passagem é simultânea com a deslocação lateral de fotões que, com efeito, influenciam o resultado dos métodos instrumentais habituais de determinação da cor do dente. Este problema é ultrapassado pela utilização de iluminação de grande campo e observação de pequeno campo. É descrito um colorímetro de fibra ótica baseado neste princípio. A cor observada através de dois orifícios numa caixa dupla foi visualmente igualada pelo ajuste subtrativo da cor iluminante numa caixa, enquanto a outra caixa mostrava a parte central do dente difusamente iluminada pela luz do iluminante C. Este colorímetro foi testado em incisivos humanos húmidos, extraídos da arcada dentária de uma cabeça-fantasma. Os resultados foram comparados com um método visual de tira padrão e com um espetrofotómetro convencional. Concluiu-se que o colorímetro de fibra ótica é um instrumento promissor, embora seja necessário um aperfeiçoamento técnico

Donahue JL et al (1991)[7] investigaram se as mulheres são mais capazes do que os homens de selecionar corretamente as cores. Seis mulheres e seis homens, todos estudantes de medicina dentária, selecionaram e deram a Farnsworth

- Teste de aluguer Munsell 100 e teste Farnsworth D-15 para excluir qualquer defeito de cor inerente. Utilizaram três guias de cor diferentes. Vita lumen vacuum, porcelana cristal, bioform. Três fontes de luz - luz do dia, luz de sombra lumen Philips westing house. terço gengival, terço incisal dos dentes anteriores superiores selecionados para exame. Os dados foram submetidos a uma análise descritiva - ANOVA.

Os resultados mostraram que não houve resultados estatisticamente significativos com a utilização de 3 fontes de luz diferentes, 2 guias de sombra para homens ao nível de $P < 0,05$.

☐ Para as mulheres, a fonte de luz fez a diferença

☐ Os homens, no seu conjunto, apresentaram uma seleção de tonalidades mais uniforme (63% - 58%)
do que as mulheres.

☐ As mulheres concordaram melhor umas com as outras quando utilizaram a fonte de luz vita lumen

Este estudo concluiu dizendo que, quando os dentes de um paciente têm de ser combinados com um determinado guia de cores, não há razão para selecionar o médico de acordo com o sexo, devendo antes ser selecionada a versão da cor

Riichiro R (1994)[8] relatou o desenvolvimento de um espetrofotómetro sem contacto recentemente modificado para uso clínico. O instrumento é capaz de medir com precisão a cor em pequenas áreas (1 x 2 mm) de um dente. Este espetrofotómetro utilizou uma geometria de 45, uma lâmpada de halogéneo de 150 W e fibra ótica para focar a luz, juntamente com uma lente com uma distância focal de 85 mm. Foi adicionada uma plataforma móvel ao aparelho para efetuar automaticamente a leitura e a medição da cor de áreas específicas. A repetição a curto prazo indicou que a diferença de cor é de aproximadamente 0,15. . A repetibilidade da medição para amostras de porcelana opaca e translúcida forneceu uma diferença de cor de 0,15, indicando uma boa precisão de cor. O efeito do "Erro de Perda de Borda" na exatidão relativa e absoluta da medição para amostras translúcidas foi reduzido. Este espetrofotómetro foi considerado um dispositivo adequado para medir a cor dos dentes humanos.

Schwabacher WB et al (1994)[9] estudou como as coordenadas de cor estão relacionadas entre se descreve uma relação matemática entre matiz, valor e croma da zona média dos dentes anteriores. As coordenadas de cor obtidas a partir do levantamento instrumental anterior das cores dos dentes vitais foram examinadas estatisticamente e procuraram-se equações para descrever a sua distribuição. A zona média representa melhor a cor do material dentário porque a zona incisal é frequentemente translúcida e é afetada pelo fundo e a cor cervical é modificada pela luz dispersa da gengiva. Para a zona intermédia, as coordenadas de cor de munsell matiz, valor e croma estavam altamente correlacionadas e estreitamente confinadas a uma região plana do espaço de cor descrita por uma única equação croma

$$= 13,71 - 1,53 \text{ valor} / \cos (.062832 \text{ matiz Y}) - 3,98 \sin (.062832 \text{ matiz Y})$$

este estudo sugere que o guia de tonalidades pode ser organizado numa matriz bidimensional de separadores que vão do escuro ao claro em valor, do amarelo ao avermelhado em tonalidade, com um único croma correlacionado para cada tonalidade.

Smith PW (1998)[10] utilizou o guia de cores a vácuo Vita lumen para investigar a distribuição das cores selecionadas para coroas metalo-cerâmicas fornecidas num hospital universitário de medicina dentária.

☐   Os resultados indicam que a tonalidade mais comummente escolhida se situa na gama média de tonalidade castanho-avermelhada, dada a classificação geral de A3, A2, C2, B2, B3, C3

☐   As tonalidades da raiva D raramente são selecionadas (avermelhado - cinzento)

Okubo SR (1998)[11] et al compararam e avaliaram a capacidade do colotron II (colorímetro) e uma comparação visual da cor por 31 observadores para fazer corresponder a cor da cerâmica aos dentes-guia.

Os resultados mostraram que não existem diferenças estatisticamente significativas. A seleção da sombra por meios visuais é igualmente inconsistente, mas continuará a ser o método de escolha até que a tecnologia possa fornecer não só um instrumento preciso mas também prático.

Yap AU et al (1998)[12] investigaram se as guias de cores dos fabricantes tinham atributos de cor semelhantes aos da guia Vita Lumin, com a qual supostamente se relacionam. A precisão geral da cor entre as diferentes guias também foi comparada através da colorimetria. Os resultados mostraram que nenhuma das guias de cores dos fabricantes avaliadas tinha todos os valores L*, a* e b* idênticos às suas respectivas guias de cores Vita. Para as cores avaliadas, as guias de cores dos fabricantes eram geralmente mais escuras do que as guias de cores Vita correspondentes. Quando as guias de cor foram comparadas, a exatidão da cor das guias de cor Z100 e Fuji II LC foi significativamente melhor do que a da Durafill VS e TPH. O guia de cores da Dyract foi o mais exato e significativamente melhor do que os guias de cores da Fuji II LC, Durafill VS e TPH. A exatidão dos guias de cor dos fabricantes não dependia consistentemente do produto, mas dependia da cor.

Sato Riichiro et al (1999)[13] A correspondência de cores por computador é um excelente método para reproduzir determinadas cores de vários objectos utilizando um espetrofotómetro e um computador. Neste estudo, os autores tentaram reproduzir a cor de amostras de porcelana em camadas de acordo com a formulação de correspondência de cores por computador, em que uma amostra de correspondência de cores por computador é feita e comparada com a amostra alvo as diferenças de cor entre as amostras de correspondência de cores por computador (opaco/dentina e opaco/dentina/esmalte) e as amostras alvo aproximaram-se de 1,0, e as amostras eram indistinguíveis por observação visual. As curvas de reflectância espetral eram também muito semelhantes.

Hasegawa A (2000)[14] estudou a diferença de cor e translucidez entre dentes naturais e guias de cor a vácuo VITA Lumin. Comparou o IC natural de 87 indivíduos e 10 cores da guia de cor a vácuo Vita Lumin. Os resultados mostraram que

☐ Os dentes naturais apresentaram uma correlação negativa entre a idade e o valor (dentina secundária)

☐ Aumento da cor amarela com o avançar da idade

☐ As cores avermelhadas e amareladas dos dentes naturais têm tendência a aumentar de incisal em direção à zona cervical, enquanto a translucidez diminui

☐ O valor da cromaticidade vermelho-verde do dente natural foi superior ao do VITA Guia de sombra do aspirador de luz.

Bruce (2001)[15] promove o guia de cores Vitapan 3-D master. O mestre 3D baseia-se no sistema de valores em vez de agrupar a cor por tonalidade como em vita classical e Chromascop Ivoclar, vivodent. Os separadores estão organizados em 5 níveis de valores. Dentro de cada nível, os separadores apresentam diferentes cromas e matizes. Os cinco níveis cobrem a área do sólido de cor CIELAB ocupada pelos dentes naturais, com 50% das tonalidades dos dentes naturais a ocuparem o nível de valor intermédio. O nível de valor mais elevado tem 2 níveis de croma de uma única tonalidade. Os grupos 2, 3 e 4 têm 3 níveis de croma de tonalidade média e laranja e 2 níveis de croma em cada mudança de tonalidade para amarelo e vermelho. Os valores do separador no topo de cada grupo têm a tonalidade menos cromática, o que permite aos bastonetes do olho determinar mais facilmente o valor, porque os bastonetes são mais sensíveis às gradações de preto e branco do que os cones são sensíveis à cor. O croma seguinte é selecionado verticalmente, movendo-se para baixo na mesma secção de valores na linha M (amarelo - vermelho à 1,2 - 2,5), enquanto se determina a tonalidade mais para o 1/3 gengival do canino, porque tem o croma mais elevado para a tonalidade dominante da dentição natural.

Barrett AA (2002)[16] **et al** testaram o efeito do desenho do espécime na correspondência da cor da porcelana. Foi pedido a 73 estudantes de medicina dentária que fizessem corresponder o disco de porcelana vita e as pastilhas de cor vita a uma amostra semelhante. Para cada observador, foi alternada a ordem de desenho, nomeadamente, separadores/disco de correspondência. Não foi imposto qualquer limite de tempo para a correspondência, embora cada observador tenha recebido instruções explícitas relacionadas com a observação. Foram utilizadas 2 tonalidades diferentes de porcelana vita para a correspondência de tonalidades. Os tons das pastilhas foram dispostos pela mesma ordem que o disco com o suporte de pastilhas vita lumen. Foi efectuada uma análise de variância em relação ao género e à ordem que poderia afetar os resultados da comparação.

Os resultados mostraram que

☐　　　Embora os discos tenham sido corretamente combinados com mais precisão do que os separadores, mas não atingiram

estatisticamente significativo.

☐　　　O género não tem qualquer significado para a capacidade de combinação de cores dentárias (P 21)

A ordem em que a correspondência foi efectuada influenciou a capacidade de correspondência de sombras. Quando as selecções de separadores foram o primeiro exercício, a melhoria foi evidente na segunda correspondência de discos de sombras (P .01). 12,5% mais corretamente do que os separadores. Não foi demonstrada qualquer aprendizagem quando os separadores foram selecionados depois do disco. Conclui-se que não há diferença significativa na precisão da correspondência de sombras (P

> .05) foi encontrado entre o desenho de disco, separador.

Wee et al (2002)[17] realizaram um estudo in vitro para avaliar e comparar a diferença de cor do processo total de replicação da cor e a direção dos parâmetros de cor individuais para 3 sistemas de correspondência de cor de porcelana dentária. A cor de 11 discos mestre de porcelana foi determinada visual e instrumentalmente utilizando 3 sistemas de correspondência de cor de porcelana: (1) Vita Lumin/Vita VMK 68, (2) Vitapan 3D-Master/Vita Omega 900, e (3) Shofu Shade Eye - EX/Vintage Halo. Os discos de porcelana correspondentes, feitos de porcelana opaca de 4,5 mm e de dentina de 1 mm, foram fabricados com cada um dos sistemas de porcelana. As cores dos discos principais e dos discos fabricados (coordenadas CIE L* a* b*) foram medidas com um espectrorradiómetro com uma configuração de 45°/0°. A análise de variância de medidas repetidas foi utilizada para avaliar as diferenças dentro do grupo entre os sistemas de porcelana para a diferença de cor total e a direção dos parâmetros de cor (L, a e b). O teste de gama múltipla de Ryan-Einot-Gabriel-Welsch foi utilizado para post-hoc, que foi significativamente diferente dos outros sistemas (P=.0024). Foi encontrada uma diferença significativa entre a interação dos diferentes sistemas e a direção da cor (P=.0024). A quantidade de alteração dentro de cada parâmetro de cor dependeu do sistema de porcelana, bem como a quantidade de alteração entre os parâmetros de cor. Dentro das limitações deste estudo, a seleção da cor para combinar com uma restauração de porcelana não provou ser clinicamente fiável com nenhum dos 3 sistemas avaliados. Os espécimes de porcelana fabricados após a seleção de cor com os sistemas Vita Lumin, Vitapan 3D-Master e Shofu ShadeEye-EX apresentaram erros de cor superiores a 2,75 quando comparados com os discos originais. Estas discrepâncias de cor são perceptíveis e podem ser consideradas clinicamente inaceitáveis sob critérios rigorosos. No que diz respeito aos parâmetros de cor individuais, as alterações em L* foram superiores às alterações em a* e b* para todos os sistemas avaliados, com uma interação significativa entre sistemas e parâmetros de cor. Os melhores resultados foram obtidos quando o mesmo sistema de seleção de cor foi utilizado com os discos originais e as amostras fabricadas (Vita Lumin/Vita VMK68).

Francis F et al (2002)[18] -estudou a fiabilidade do colorímetro dentário. Os dois sistemas mais utilizados para descrever a cor são o sistema Munsell e a Comissão Internacional de Iluminação (C/E). Na primeira parte do estudo, dois examinadores efectuaram duas medições com o colorímetro no incisivo central superior direito de onze indivíduos. Na segunda parte do estudo, dois outros examinadores selecionaram uma tonalidade a partir do guia de tonalidades da vita lumen classic. Os examinadores foram cegados para os seus próprios dados e os dos outros. De acordo com O'Brien et al, que compararam a sensibilidade de um calorímetro clínico eletrónico e de observadores humanos, verificaram que o calorímetro era mais sensível ao pigmento laranja na porcelana dentária, enquanto o

Observadores humanos experientes foram capazes de detetar uma menor concentração de pigmentos amarelos, azuis, castanhos e cinzentos na porcelana sob iluminação controlada. Dentro das limitações do estudo, o calorímetro mediu a cor dos dentes naturais de forma fiável.

Paravina RD (2002)[19] et al compararam Vitapan Classical (16 guias de cores) com vitpen 3 D master usando um colorímetro. As deficiências das guias de cor comerciais são: não cobrem a gama de cores dos dentes naturais, não estão igualmente distribuídas no espaço de cor, não estão dispostas de forma lógica, não têm tons mais escuros e tons pertencentes ao amarelo-vermelho do espetro, o tamanho do antepósito da sombra cerâmica é maior do que a restauração final, em relação aos dentes naturais têm curvas de reflexão diferentes, a textura da superfície em relação aos dentes naturais, a cor é combinada usando guias de cor que apresentam IC máximo, o que não é adequado para a correspondência de cor dos dentes posteriores. Os resultados mostraram que os intervalos de diferença de cor do vitapan clássico e do vitapen 3D foram de 14,3 e 19,2, respetivamente. O erro de cobertura da vitapen 3D master em relação à vitapen classical foi de 1,4+,6 e vice-versa foi de 2. Conclui-se que a vitapan 3D master é uma melhoria em comparação com a vitapan classical.

Dancy WK et al (2003)[20] A capacidade de um dentista selecionar e comunicar uma correspondência de cor aceitável a um laboratório dentário pode ser o fator mais importante na dentisteria de restauração estética. O objetivo deste estudo foi avaliar a utilização da medição instrumental da cor na correspondência clínica da cor de coroas de porcelana fundida em metal (PFM) e coroas totalmente em porcelana. Foram também avaliados os efeitos relativos dos factores clínicos e laboratoriais relacionados com a correspondência de cores para coroas de PFM e coroas totalmente em porcelana. Quarenta pacientes com tratamento planeado para receber coroas PFM ou totalmente em porcelana constituíram a população do estudo. Os pacientes foram divididos aleatoriamente em dois grupos para a seleção da cor: avaliação visual convencional e análise fotocolorimétrica. Na consulta de preparação, foi tirada uma fotografia do dente alvo juntamente com quatro guias de cor selecionadas pelos dois observadores visuais. A coroa foi fabricada de acordo com a seleção visual ou com os valores E* mais baixos determinados a partir das fotografias e de um espetrofotómetro. O mesmo laboratório dentário fabricou todas as 40 restaurações. Na consulta de cimentação, foram utilizados critérios clínicos para avaliar a anatomia/contorno, a textura da superfície e a quantidade de glaze no que diz respeito à perceção da cor antes da cimentação da restauração. A média de E* entre o dente de referência antes do preparo e a coroa antes da cimentação no grupo de avaliação visual foi de 10,49 (+/- 14,6), enquanto a média de E* no grupo fotocolorimétrico foi de 8,99 (+/- 5,7). A análise dos dados demonstrou que os observadores e a técnica colorimétrica foram perfeitos (E* = 0) em 41% das vezes e variados (E* = 0,1 ou superior) em 59% das vezes. Os dados recolhidos também não revelaram qualquer diferença ou correlação significativa entre os métodos de seleção da cor e os critérios clínicos avaliados. Estes resultados fornecem provas de que não existe uma diferença significativa na seleção da cor utilizando a avaliação visual convencional por dois clínicos experientes ou a técnica fotocolorimétrica. A utilização da análise fotocolorimétrica na seleção da cor pode servir como uma alternativa fiável à seleção visual convencional da cor. Este método é útil para os clínicos que têm dificuldade na seleção da cor.

Hammad IA et al (2003)[21] Esta investigação avaliou os efeitos de 2 guias de cor na repetibilidade (fiabilidade) intra-avaliadores de protésicos e médicos de clínica geral no que diz respeito à seleção de cor. Dez protésicos e dez médicos de clínica geral (todos homens, 35-45 anos de idade) com uma experiência média de 14 anos de prática clínica participaram neste estudo. Os examinadores foram testados para eliminar o daltonismo. Cada clínico utilizou as guias de cor Vita Lumin Vacuum e Vitapan 3D-Master para determinar as cores dos caninos superiores direitos de 20 pacientes, seguindo um protocolo padrão. Os resultados mostraram que foram encontradas interações significativas entre os efeitos do sistema de guias de cor e a formação especializada na repetibilidade intrarater (P<.0001, análise de variância). A repetibilidade intraravaliadores dos protésicos foi significativamente maior do que a dos clínicos gerais quando se utilizou a guia de cor Vita Lumin Vacuum (P<.0001, teste t). A utilização da guia de cor Vitapan 3D-Master melhorou significativamente a repetibilidade intra-avaliadores dos médicos de clínica geral em comparação com a guia de cor Vita Lumin Vacuum (P<.0005). Esta melhoria não foi significativa, no entanto, entre os protésicos (P=.2861). Dentro das limitações deste estudo, os prostodontistas demonstraram uma repetibilidade superior na seleção de cores, especialmente quando foi utilizado o guia de cores Vita Lumin Vacuum. A utilização da escala de cores Vitapan 3D-Master melhorou significativamente a repetibilidade entre os clínicos gerais.

San Pranscisco (2003)[22] utilizou o guia de cor vermelha para selecionar o valor. Em seguida, selecionar o croma movendo para baixo a linha M no grupo de valores previamente selecionado. Selecionar a tonalidade na linha M (vermelho amarelo), na linha L (amarelo), na linha R (linha amarelo vermelho). Verifique o valor, a tonalidade e o croma com o separador da guia azul. De acordo com Clark, o croma deve ser selecionado primeiro que a tonalidade. Ele desenvolveu um indicador de cor dos dentes em que temos 60 separadores e 1 tonalidade. A desvantagem é que o guia de cores clássico de Vitapan explica a disposição de acordo com o matiz e o croma. De acordo com Sorenson e Torres, quando se utiliza a porcelana vital metal keramilk -VMK 68, deve utilizar-se a tabela indicadora de cor e o anel de separadores.

Cal E et al (2004)[23] Parece haver uma necessidade de um método fiável para a quantificação da cor dos dentes e análise da cor. Assim, o objetivo primário deste estudo foi mostrar a aplicabilidade do software gráfico na análise da cor e, em segundo lugar, investigar a fiabilidade dos guias de cor comerciais produzidos pelo mesmo fabricante, utilizando esta técnica digital. Depois de confirmar a fiabilidade e a reprodutibilidade do método digital através de imagens coloridas auto-avaliadas, três guias de cor do mesmo fabricante foram fotografadas à luz do dia e em ambientes de estúdio com uma câmara digital e guardadas em formato TIFF (tagged image file format). A análise de cor de cada fotografia foi efectuada utilizando o programa gráfico Adobe Photoshop 4.0. A luminosidade e os valores de vermelho, verde e azul (L e RGB) de cada separador de cor de cada guia de cor foram medidos e os dados foram submetidos a uma análise estatística utilizando o teste Anova de medidas repetidas. Os valores L e RGB das imagens tiradas à luz do dia diferiram significativamente dos valores das imagens tiradas em ambiente de estúdio ($P < 0,05$). Em ambos os ambientes, os valores de luminosidade e vermelho dos separadores de sombra foram significativamente diferentes entre si ($P < 0,05$). Concluiu-se que, quando as condições ambientais são mantidas constantes, o programa de análise de cor Adobe Photoshop 4.0 pode ser utilizado para analisar a cor das imagens. Por outro lado, os resultados revelaram que a exatidão dos separadores de cor amplamente utilizados na correspondência de cores deve ser revista

Agar JR (2004)[24] 2 tipos de guias de cor estão disponíveis para a seleção de cor no guia de cor vitapan 3D master. Vitapan 3D master tooth guide (blue chips) - o guia de cor vita 3D master tooth guide apresenta amostras de cor de porcelana cozida, construídas com pós cervicais, dentina e incisal, como é conhecido na maioria dos guias de cor convencionais. Vitapan 3D master color guide (red chips) - em contraste com o vitapan 3D master tooth guide, a amostra de porcelana contém a cor da dentina sem a distinção entre cervical e incisal, utilizada para determinar a cor básica do corpo, o que ajuda a ver o valor, o croma e a tonalidade em cada terço que não corresponde às gradações de cor nas blue chips. A matriz 3D baseia-se no sistema de valores em vez de agrupar a cor por tonalidade como no vita classical e chromascop lvoclar, vivodent. Os separadores estão dispostos em 5 níveis de valores. Dentro de cada nível, os separadores apresentam diferentes cromas e matizes. Os cinco níveis cobrem a área do sólido de cor CIELAB ocupada pelos dentes naturais, com 50% das tonalidades dos dentes naturais a ocuparem o nível de valor intermédio.

O nível de valor mais elevado tem 2 níveis de croma de uma só tonalidade. O nível de valor mais escuro tem 3 passos de croma de uma só tonalidade. Cerca de 2% dos dentes naturais ocupam este nível.

Os grupos 2, 3 e 4 têm 3 níveis de croma de tonalidade média e laranja e 2 níveis de croma em cada mudança de tonalidade para amarelo e vermelho. Os valores do separador no topo de cada grupo têm a tonalidade cromática mais baixa, o que permite aos bastonetes do olho determinar mais facilmente o valor, porque os bastonetes são mais sensíveis às gradações de preto e branco do que os cones são sensíveis à cor. O croma seguinte é selecionado verticalmente, movendo-se para baixo na mesma secção de valores na linha M (amarelo -

vermelho à 1,2 - 2,5), enquanto se determina a tonalidade mais para o 1/3 gengival do canino, porque tem o croma mais elevado para a tonalidade dominante da dentição natural.

Analoui et al (2004)[25] conceberam um guia de cor ótimo com a utilização de uma técnica hierárquica, um guia de cor ótimo baseado num amplo espetro de cor dos dentes. Com a utilização de uma abordagem espectrofotométrica, foi medida a distribuição de cor L* a* b* de 150 dentes humanos extraídos e 3 guias de cor disponíveis no mercado - vita lumen V, trubyte bioform color order, vitapan 3D master. O agrupamento hierárquico é um procedimento matemático para criar uma sequência de partições num conjunto de dados. Nesta abordagem, é calculada a semelhança entre todas as amostras de dentes da população. Com a utilização desta abordagem de agrupamento hierárquico, foi concebida uma série de guias de cores com um número variável de separadores, tendo sido calculado o erro médio (delta e) entre as cores de cada guia de cores e os dentes extraídos.

O estudo indica que a escala de cores vitapan 3-D proporciona a melhor cobertura de cor. De acordo com a ADA 2, a tolerância para as guias de cor foi indicada. O Δe de 3,7 foi relatado como a diferença média de cor entre os dentes e a guia de cor correspondente no ambiente oral. Dentro das limitações deste estudo, foi demonstrado que um agrupamento hierárquico pode ser utilizado para conceber uma escala de cores óptima.

Jarad FD et al (2005)[26] Desenvolver um método de correspondência de cores com base em imagens digitais e comparar a capacidade dos observadores que utilizam este método com o método convencional, em comparação com um "padrão de ouro" espetrofotométrico. Foram utilizados dois guias de cor Vita Lumin neste estudo, tendo sido selecionados nove tons do primeiro guia de cor Vita Lumin, A2, A3, A3.5, B2, B3, B4, C1, C2 e C3. Foi utilizado um segundo guia de cores para fazer corresponder as cores selecionadas. Foi utilizada uma máquina fotográfica digital Nikon Coolpix 990 com um flash de anel Nikon SB21B para registar as imagens digitais das guias de cor das duas guias de cor e as imagens foram processadas utilizando o software Adobe Photoshop. Um total de 27 amostras (três réplicas de cada tonalidade das nove guias de tonalidade selecionadas) foram comparadas com uma guia de tonalidade digital preparada a partir das imagens digitais da segunda guia de tonalidade por 10 observadores num ecrã de computador (método de comparação informatizado). Os 10 observadores também fizeram a correspondência das mesmas pastilhas de cor utilizando o método de correspondência convencional simulado numa cabeça de fantoma. Para além disso, os valores de cor foram obtidos a partir das imagens digitais utilizando o Adobe Photoshop e quantificados de acordo com uma escala internacionalmente reconhecida como valores de cor CIELAB, L*,a*,b*. Foi investigada a relação entre os valores CIELAB obtidos digitalmente e os valores CIELAB obtidos com um espetrofotómetro de reflectância. Os resultados deste estudo mostram que a análise estatística de tabulação cruzada revelou uma diferença estatisticamente significativa (p<0,001) entre o método convencional e o método informático, com 43% e 61,1% de correspondência correta, respetivamente. Verificou-se também uma diferença estatisticamente significativa entre observadores em ambos os métodos (p<0,001 e p<0,04 para os métodos convencional e informático, respetivamente). Foi encontrada uma correlação elevada e estatisticamente significativa dos valores de cor CIELAB entre os dois métodos de medição de cor (p<0,001). Concluiu-se que o desempenho dos observadores na correspondência de cores foi significativamente melhor com o método informático do que com o método convencional. Verificou-se uma grande variação na capacidade de correspondência dos observadores. A câmara digital pode ser utilizada como um meio de medição da cor na clínica dentária.

Lee et al (2005)[27] estudaram a localização dos 16 separadores de sombra do VLCSG (vita lumin classic shade guide) nas escalas quantitativas de Luminosidade, R. G e B (escalas 0-255) utilizando imagens digitais e o software Photoshop". Estes dados forneceriam uma classificação dos separadores de cor em termos de valor e estabeleceriam o grau de diferença de valor entre separadores de cor individuais. O sistema de gestão de imagens Photoshop neste estudo sugeriu que a ordem de valores recomendada pelo VLCSG pode não ser completamente correta. Uma pequena variação na ordem dos valores pode não ter grande significado clínico no processo de transferência de informação do clínico para o técnico, mas pode ter maior significado na determinação e apresentação do brilho relativo do dente, como nos procedimentos de branqueamento dentário. Por esta razão, a apresentação da diferença de valor por "unidades de guia de cor" é, na melhor das hipóteses, ingénua. Para apresentar a diferença entre quaisquer dois pontos na escala B de uma forma significativa e semi-quantitativa, um "Índice de brilho" que apresentasse a diferença percentual entre estes pontos teria mérito. No que respeita aos dados apresentados na escala de valores B revista, o ponto mais alto é 34,27 e o mais baixo é 95,61. A aritmética simples permite o cálculo de um ponto específico numa escala de 0-100% para cada separador de tonalidade, em que: a = ponto mais alto e b = ponto mais baixo.

Para qualquer valor x, o ponto percentual nesta escala é dado por (x-b)xlOO

a-b

Através da simples determinação dos separadores apropriados do VLCSG, uma simples subtração fornece a diferença de valor percentual que pode ser apresentada como uma medida de alteração de luminosidade.

Os dados sugerem que a ordem de valores da escala de cores Vita Lumin Classic deve ser reavaliada e que as diferenças de valores entre laboratórios não são lineares. É proposto um Índice de Brilho baseado nestes dados como um método de apresentar as diferenças de valor de uma forma quantitativa

Klemetti E, (2006)[27] O objetivo deste estudo foi testar a variabilidade inter-observadores na seleção de cores para restaurações de porcelana, utilizando três guias de cores diferentes: Vita

Lumin Vacuum, Vita 3D-Master e Procera. Dezanove jovens profissionais de medicina dentária actuaram como observadores. Os resultados foram também comparados com os de um colorímetro digital (Shade Eye Ex; Shofu, Japão). Relativamente à repetibilidade, não foram encontradas diferenças significativas entre os três guias de cor, embora a repetibilidade fosse relativamente baixa (33-43%). A concordância com os resultados colorimétricos também foi baixa (8-34%). Em conclusão, a seleção da cor apresenta uma variação inter-observador moderada a grande. Ao ensinar e padronizar o procedimento de seleção de cor, um colorímetro digital pode ser uma ferramenta educacional útil.

Seungyee Kim-Pusateri et al[28] **(2007)** avaliaram a fiabilidade e a precisão de um instrumento clínico dentário de correspondência de cor. Utilizando o instrumento de correspondência de cor (ShadeScan), foram efectuadas medições de cor de 3 guias de cor comerciais (VITA Classical, VITA 3D-Master e Chromascop). As guias de cor foram selecionadas e colocadas no meio de uma matriz gengival (Shofu Gummy), Este estudo in vitro mostrou um grau variável de fiabilidade e precisão para o ShadeScan, dependendo do tipo de sistema de guia de cor utilizado.

Della Bona (2008)[29] efectuou um estudo com três grupos de populações, nomeadamente a população em geral (não dentistas ou GP) e estudantes do primeiro ano de medicina dentária (DS) e um dentista experiente (DD). A população em geral observou a aba de sombra e o incisivo central natural foi observado por DS e DD em duas condições de iluminação: luz natural do dia e luz fluorescente branca fria. O espetrofotómetro intra-oral ajuda a identificar o incisivo central natural e a escala de cores John D. Da Silva (2008) realizou um estudo in vivo em 36 indivíduos, utilizando duas técnicas diferentes de correspondência de cores, como os métodos convencional e espetrofotométrico. O Vitapan Classical, o Vitapan 3D-Master e o Chromascope são os três sistemas de guia utilizados neste estudo. A coroa de metal-cerâmica foi preparada utilizando os métodos convencional e espetrofotométrico para obter a melhor reprodução de cor.

Won-suk Oh (2010)[30] efectuou um estudo sobre métodos fotográficos visuais e digitais. O guia de cores Vitapan Classical foi utilizado no estudo. Embora tenha sido efectuado com determinadas condições padrão, é bastante difícil para os técnicos de laboratório, uma vez que não podem ver o paciente. O espetrofotómetro é um método fiável, mas não pode ser utilizado por não ser rentável. A correspondência digital da seleção de dentes ajuda na transferência de imagens para o laboratório e torna-a mais eficaz na reprodução de cores.

Elizabeth Sarkis (2012)[31] efectuou um estudo in vitro sobre as alterações de cor de cinco materiais dentários. Uma amostra em forma de disco foi preparada e fotopolimerizada com compósito de arco de plasma. Um dos lados foi polido com um sistema Super-Snap e o lado restante foi deixado inacabado. Foi utilizado um espetrofotómetro digital para medir a cor após 24 horas. As superfícies inacabadas mostram mais coloração quando comparadas com as superfícies acabadas. **Deger Ongul (2012)**[32] fez um estudo in vivo para a correspondência de cores em medicina dentária. Foram selecionados trinta e três indivíduos e foram fabricadas coroas de cerâmica no incisivo central superior utilizando dois sistemas de guia de cor, como o Vitapan Classical e o Vita Tooth guide 3D-Master. Os resultados mostram que a coroa fabricada pelo Vita 3D-Master apresenta valores mais próximos do dente natural.

Jian Wang (2014)[33] efectuou um estudo in vitro sobre a reprodução exacta da cor da porcelana através de um sistema de correspondência de cores por computador. Foram preparados 21 discos de cor com 1 mm de espessura a partir de porcelana e polidos, medidos com um espetrofotómetro e combinados com um computador. Os resultados mostram que a correspondência de cores por computador é mais precisa e eficaz na reprodução de cerâmica ou porcelana dentária.

DS Moodley (2015)[34] realizou um estudo in vivo sobre a diferença de cor entre o espetrofotómetro convencional e o espetrofotómetro. Foram selecionados 25 pacientes entre os grupos etários de 20 e 25 anos com um conjunto completo de dentes anteriores superiores e um incisivo central superior direito vital. Para o método convencional foram selecionados o Vita Classical e o Vita 3D-Master e para o método espetrofotométrico foi selecionado o Spectro Shade. Concluiu o estudo afirmando que seria uma boa prática utilizar ambos os métodos.

Neelam Pande (2015)[35] realizou um estudo in vitro sobre a replicação da cor de coroas totalmente cerâmicas prensáveis com incisivo central maxilar extraído, corado e não corado, utilizando um espetrofotómetro. As restaurações de cerâmica pura de baixa translucidez podem ser utilizadas em dentes não corados para obter melhores resultados. A opacidade média pode ser usada tanto em dentes manchados como em dentes não manchados. A opacidade elevada também pode ser utilizada em dentes manchados, mas não está dentro de um intervalo adequado.

Aikaterini Tsiliagkou (2016)[36] efectuou um estudo sobre a exatidão e a repetibilidade dos dispositivos de correspondência de cores. Para este estudo, foram selecionadas duas guias de cor disponíveis no mercado, como a Vita Lumin e a Vitapan3D-master. São utilizados três instrumentos de seleção de cores, como o Easyshade, o SpectroShade e o ShadeVision. Com base em determinados termos, condições e parâmetros, o SpectroShade foi considerado o dispositivo mais útil e aceitável.

Erin Ballard, MS (2017)[37] discutiu as expectativas e o cumprimento da seleção da cor, utilizando um espetrofotómetro avançado. Foram recolhidas informações pictóricas ou descritivas, tais como pacientes (58 do sexo masculino e 45 do sexo feminino), estudantes de medicina dentária (9 do terceiro e último ano), professores supervisores (dentista geral e protésico), nível de experiência e localização da restauração. Com base na recolha de dados, a cor de referência, a cor de prescrição e a restauração definitiva cimentada, o Spectrophotometer Advance 4.0 apresenta um elevado grau de satisfação

Liberato et al (2018)[38] Este estudo comparou a fiabilidade de diferentes métodos visuais e instrumentais para a correspondência de cores dentárias. Os métodos instrumentais foram mais precisos do que os métodos visuais. O melhor desempenho foi encontrado para o scanner intraoral configurado para a escala 3D-MASTER e para o espetrofotómetro configurado para a escala VITA Classical. O melhor método visual de correspondência de cores foi a escala VITA Classical associada ao dispositivo de correção de luz Os métodos instrumentais para a correspondência de cores foram mais fiáveis do que os métodos visuais testados. **Małgorzata Śmielecka (2020)**[39] realizou um estudo para examinar a seleção visual da tonalidade sob 3 fontes de luz diferentes - luz natural, uma luz operacional dentária e uma luz com correção de cor. Concluiu que a luz de correção de cor, ou seja, a luz demetron (luz ambiente da sala 5500k-6500k) mostrou maior compatibilidade e resultados mais precisos encontrados através desta luz. Verificou também que a luz demetron resultou na maior concordância no caso da guia Vitapan Classical.

Nattapong Sirintawat et al (2021)[40] realizaram um estudo para investigar e comparar a fiabilidade e a precisão da seleção da cor do dente no modelo utilizando 30 coroas fresadas através de cinco métodos, utilizando diferentes sistemas digitais de guias de cor. Utilizou um sistema de laboratório cie para calcular a fiabilidade a partir da correlação intraclasse com base em duas repetições. Obteve resultados que mostram que as coordenadas de cor definem a exatidão do guia de cores[46]

Mohamed Fattouh, Laila M M Kenawi, e Omar A. Aboelela (2021)[41] compararam e mediram a repetibilidade de três métodos de determinação da cor, ou seja: visual, s: Os métodos instrumentais para a seleção da cor utilizando um espetrofotómetro ou um scanner intra-oral foram mais repetíveis do que o método visual. O scanner intra-oral Trios3 mostrou maior repetibilidade do que o espetrofotómetro Easy shade.

Louis Hardan et al (2022)[42] esta investigação realizada para avaliar a precisão da correspondência de cores entre diversos métodos de seleção de cores através de uma revisão sistemática e meta-análise. Dois investigadores independentes (L.H. e R.B.) analisaram a literatura em cinco bases de dados electrónicas. Foram incluídos ensaios controlados aleatórios ou trabalhos in vitro que estudavam o efeito da utilização da seleção de cor digital ou da seleção de cor visual na precisão da correspondência de cores. Um total de 13 manuscritos constituiu a meta-análise. A diferença de cor (ΔE) entre as restaurações em que a combinação de cores foi realizada pelo método convencional foi maior do que naquelas em que a combinação de cores foi realizada por métodos computorizados. Este estudo concluiu que a utilização da fotografia digital e das medições espectrofotométricas conduziu a menos diferenças de cor e a uma combinação de cores menos incorrecta do que os métodos convencionais que utilizam tabelas de cores.

Nurşen Şahin et al (2024)[43] Avaliou a precisão de diferentes técnicas de seleção de cores e determinou o sucesso da correspondência de restaurações de coroas fabricadas utilizando técnicas de seleção de cores digitais. Os dentes números 11 e 21 foram preparados num modelo de typodont. Para o dente #11, foram fabricadas seis coroas diferentes com cores selecionadas aleatoriamente e definidas como coroas alvo. Foram estabelecidos os seguintes quatro grupos de teste: Grupo C, onde a seleção visual da cor foi realizada utilizando o Vita 3D Master Shade Guide e o grupo serviu de controlo; Grupo Ph, onde a seleção da cor foi realizada sob a orientação de fotografia dentária; Grupo S, onde a seleção da cor foi realizada medindo a cor do dente alvo utilizando um espetrofotómetro; e Grupo I, onde a seleção da cor foi realizada digitalizando os espécimes de teste e as coroas alvo utilizando um scanner intra-oral.

O AMBIENTE DE SELECÇÃO DE SOMBRAS

O ambiente de seleção da sombra

Existem muitos elementos que impedem o sucesso da combinação total de dentes naturais com cerâmica ou outros materiais de restauração. Uma vez que o dentista e o técnico estão a lidar com a aparência e não com medidas físicas, é importante reconhecer que a mesma aparência pode resultar de fórmulas espectrais diferentes. Por exemplo, o verde pode ser gerado por comprimentos de onda de luz que se encontram na gama verde do espetro, ou pela reflexão de luz azul e amarela. A cor percepcionada pode ser a mesma em ambas as situações. No entanto, os ambientes de iluminação variam. A luz natural do dia é muito diferente da l u z incandescente ou fluorescente. A própria luz fluorescente pode ser de várias cores. Quando falta um comprimento de onda de luz na fonte de luz, este não pode ser refletido pelo objeto (dente) que está a ser visualizado. No exemplo anterior, se os comprimentos de onda azuis não estivessem disponíveis para se misturarem com os amarelos, ou estivessem disponíveis em quantidades inadequadas para efetuar a equação azul + amarelo = verde, o objeto "verde" deixaria de corresponder ao objeto que reflectia os comprimentos de onda verdes. Este fenómeno é designado por "metamerismo" e é tecnicamente descrito como "pares de objectos com a mesma aparência num determinado ambiente, mas com curvas espectrais diferentes.

O impacto do metamerismo na seleção da cor é evidente. As guias de cor, os dentes e os materiais de restauração são todos compostos por materiais diferentes e têm curvas espectrais diferentes. Por conseguinte, o ambiente de iluminação em que é feita a seleção da cor é muito importante e a cadeia de metamerismo da guia de cor do dente e do material de restauração deve ser reconhecida. Esta é outra boa razão para ter guias de cor personalizadas feitas do mesmo material (e, portanto, com a mesma composição espetral) que a restauração acabada. Os pacientes também têm de compreender que, embora uma restauração possa ficar bem num ambiente de iluminação, pode não ficar bem noutro. Por esta razão, o dentista pode querer selecionar uma cor num ambiente crítico específico. Os autores constataram que os pacientes compreendem bastante bem o resultado quando as limitações são explicadas antes do início do tratamento. Naturalmente, quanto maior for o número de dentes restaurados, menor será o problema.

A importância da iluminação para um ambiente de seleção de cor torna-se aparente quando o fator do metamerismo é reconhecido. É necessária uma luz de espetro completo para obter toda a cor que um dente é capaz de refletir. O "padrão" é o meio-dia de verão, a luz do dia em céu claro. Isto é uma impossibilidade. A luz do dia varia de manhã à noite, com a cobertura de nuvens, a poluição do ar, e de quaisquer superfícies coloridas das quais é reflectida. Os autores recomendam uma iluminação fluorescente com correção de cor. O fator chave é o "índice de restituição de cores" que é um padrão para a iluminação. Qualquer fonte de luz que tenha um índice de restituição de cor superior a 90 é ideal. A cor da luz deve assemelhar-se à luz do dia padrão, que tem uma "temperatura de cor" de 5500 K. Assim, independentemente de qualquer marca ou qualidade anunciada, estes dois padrões garantirão uma boa fonte de correspondência de cores.

Os dentes também apresentam uma fluorescência de cor azul quando observados numa fonte de luz que inclui energia ultravioleta, como a luz do dia. Esta fluorescência azul actua como um agente branqueador, através dos princípios da cor aditiva, a luz azul emitida pela fluorescência neutraliza alguma da luz amarela e faz com que o dente pareça mais branco. Assim, a fonte de luz deve ter um componente quase ultravioleta.

➢ Qualquer fonte de luz que tenha um índice de restituição de cor superior a 90 é ideal.

➤ A cor da luz deve assemelhar-se à luz do dia padrão, que tem uma "temperatura de cor" de 5500 K.

SEQUÊNCIA DE SELECÇÃO DE SOMBRAS :

A sequência que se segue ajudará a eliminar muitas fontes de erros e a normalizar o processo de seleção da cor, embora possa não garantir uma correspondência perfeita, o que pode exigir aperfeiçoamentos individuais. Quaisquer procedimentos de modificação da cor, como o branqueamento ou a microabrasão, devem preceder a seleção da cor, depois de garantir a sua estabilização.

➤ Efetuar a seleção de cores no início do procedimento, bem como em diferentes consultas (diagnóstico, profilaxia, etc.) e verificar estas observações.

➤ Ver os doentes ao nível dos olhos. O operador deve colocar-se entre a fonte de luz e o doente.

➤ Num ambiente contrastante, as cores parecem mais intensas e brilhantes. Por conseguinte, é aconselhável pedir aos doentes que retirem a cor artificial dos lábios. O pano do doente e o vestuário dos assistentes também podem influenciar a correspondência de cores.

➤ Colocar os separadores o mais próximo possível da área que está a ser controlada.

➤ Humedecer o separador e eliminar a pior correspondência.

➤ Avaliar o valor (superior para inferior). O valor é o fator mais importante na correspondência de tonalidades. Se o valor se misturar, pequenas variações de matiz e

O croma não será percetível. O valor deve ser igualado com os olhos meio fechados.

➢ Após o valor, marcar a translucidez.

➢ Combine o croma (mais ou menos saturado) e, por fim, o matiz, por esta ordem.

➢ Para evitar a sensibilidade às tonalidades, é efectuada uma observação rápida durante 5 segundos (não mais de 20 segundos). Se o olhar for desviado, o ideal é olhar para uma superfície azul, o que irá readaptar a visão à parte amarelo-alaranjada do espetro. Olhar fixamente para um dente durante 5 segundos provoca uma adaptação ao amarelo e uma sensibilidade ao azul. Olhar para um cartão azul para se adaptar ao azul e ficar sensível ao amarelo.

➢ Combinar antes da preparação dos dentes, uma vez que a preparação desidrata e muda de cor devido aos resíduos da preparação. Assegurar que os dentes são limpos e não manchados pela profilaxia com taça de borracha.

➢ Nunca selecionar sombras após uma intervenção cirúrgica prolongada e fatigante.

A melhor altura para a seleção da cor é quando o dentista está fresco.

➢ Em caso de dúvida sobre duas patilhas, segure-as lado a lado no dente a combinar e compare-as para obter a melhor combinação

➢ Fazer coincidir a patilha com o dente oposto.

➢ O metamerismo complica a correspondência de cores, uma vez que os separadores têm um aspeto diferente sob diferentes fontes de luz. A melhor abordagem é utilizar três fontes de luz: luz fluorescente branca fria, lâmpada incandescente de laboratório e luz do dia, se possível.

➢ Em caso de dúvida, selecione sempre um valor mais elevado e um croma mais baixo, uma vez que é fácil diminuir o valor e aumentar o croma.

➢ Os separadores de cor de lotes diferentes nem sempre coincidem, pelo que é aconselhável enviar o separador de cor selecionado para o técnico

➤ Tomar uma decisão relativamente à translucidez relativa, à área de hipocalcificação, ao aumento da saturação, às fissuras, à textura da superfície facial e a outras caracterizações. Fazer um desenho da superfície facial e registar graficamente todas as informações do doente.

➤ Se possível, tirar fotografias com os separadores de sombra no sítio.

COMUNICAR A COR

1. ESBOÇOS DE CORES

2. FOTOGRAFIAS PARA COMUNICAÇÃO

3. MAPEAMENTO DE SOMBRAS,

4. AS IMAGENS DIGITAIS PODEM SER ENVIADAS ELECTRONICAMENTE OU EM CD.

5. REDES

6. GUIA DE TONALIDADE PERSONALIZADA

7. GUIAS DE SOMBRA MODIFICADAS

Se os princípios da cor forem compreendidos tanto pelo técnico como pelo dentista, a comunicação da cor é muito mais simples. Até que sejam desenvolvidas guias de cores melhoradas que representem adequadamente a gama de cores dos dentes naturais, o dentista deve confiar em várias ajudas na seleção de cores para comunicar adequadamente. Naturalmente, se o técnico de fabrico estiver no local, uma consulta com o doente é de valor inestimável. Quando o técnico se encontra num local remoto, a maioria das leis estatais proíbe atualmente a consulta na ausência do dentista, pelo que devem ser utilizados outros métodos. As guias de cor modificadas e as guias de cor personalizadas são utilizadas para comunicar a cor.

Esboços a cores

Um conjunto de lápis de cor ou de marcadores de traço fino pode ser muito útil para esboçar as zonas de cor e as variações de translucidez. Esses esboços não têm de ser representações artísticas, mas devem definir adequadamente as áreas de transição entre tons, a translucidez e transparência relativas e a caraterização das cores. Estes esboços requerem uma narrativa que descreva o significado de cada parte do desenho. Muitas vezes, basta olhar com atenção suficiente para a cor do dente para tentar descrevê-la minuciosamente nos esboços para melhorar a perceção dos componentes reais da cor.

Fotografias para comunicação

Um dos melhores métodos de comunicar a cor num local remoto é através da utilização de fotografias a cores. As cores mais verdadeiras virão de transparências a cores (diapositivos). No entanto, existem distorções de cor definidas com a emulsão da película e apenas a cor relativa pode ser comunicada. Para ser mais eficaz, a(s) guia(s) de cor que mais se aproxima(m) da cor desejada deve(m) ser mantida(s) adjacente(s) ao dente e fotografada(s). O campo de visão deve incluir a designação da guia de cor.

A fotografia dá uma descrição vívida da translucidez relativa, opacidade, zonas de cor e variação incisal. Os diapositivos a cores podem normalmente ser revelados no prazo de 1 dia. Embora esta técnica exija equipamento fotográfico e película, o facto de se evitarem refilmagens e desilusões compensa rapidamente o custo de uma melhor seleção de cores. Este método provou ser o mais eficaz de todos.

A câmara de vídeo intra-oral também pode ser uma grande ajuda para a comunicação com a sombra. Pode ser utilizada da forma descrita para a câmara intra-oral convencional e, se estiver disponível uma impressora, pode ser feita uma impressão da imagem. Se o técnico dispuser de um computador, as imagens podem ser armazenadas num suporte amovível (dependendo do tamanho do ficheiro) e visualizadas no computador do laboratório. As imagens podem também ser enviadas por telefone através de um modem e descarregadas para o laboratório. Eventualmente, a videoconferência poderá fazer parte do ambiente dentário e laboratorial para melhorar verdadeiramente a comunicação verbal e visual.

Em todo o caso, o técnico e o dentista devem formar uma equipa que deseje melhorar a qualidade e que esteja disposta a comunicar e a aprender uns com os outros. Até que as guias de cor e as selecções de porcelana melhorem, o dentista e o técnico serão forçados a utilizar mecanismos de compensação, como os descritos.

Fotografias com separadores de sombra

❑ Inclinar a câmara para evitar reflexos da aba e dos dentes

❑ Mostrar pelo menos 6 a 8 dentes

❑ Aba no mesmo ângulo que os dentes

❑ Separador o mais próximo possível dos dentes

Mapeamento de sombras
A informação sobre a aparência do dente, para além de uma designação básica de uma única partilha, é necessária quando a restauração se encontra num local esteticamente proeminente. **O mapeamento da sombra,** que pode ser realizado visualmente e instrumentalmente, está a tornar-se um componente básico da

autorização de trabalho. A caraterização pode ser localizada num desenho, mas pode ser mais útil se for desenhada num molde que duplique o tamanho, a forma e os contornos da restauração solicitada. O comprimento apropriado e a posição do bordo incisal são melhor comunicados desta forma. Uma imagem da(s) aba(s) de cor selecionada(s) perto do dente a ser restaurado ou combinado deve acompanhar o pedido escrito e os moldes. Embora não se possa confiar na cor da imagem para uma avaliação ou correspondência precisas, a aparência visual da translucidez, caraterização e mistura de cores é muito superior à de um desenho. As imagens digitais podem ser enviadas eletronicamente ou num CD. Discutir com o técnico os métodos preferidos de documentação e comunicação de informações melhora o processo de duplicação da cor.

O desenvolvimento de **redes facilitou a transmissão de dados,** e é certamente concebível que a transmissão de imagens, dados espectrofotométricos e até impressões ópticas para CAD/CAM possam alterar a prática da medicina dentária. Espera-se que o potencial para resolver os problemas actuais seja utilizado pelos fabricantes para fornecer materiais que tornem as restaurações estéticas mais fáceis de fabricar. São muito necessários sistemas de seleção de cores melhorados e padronizados e materiais de restauração coordenados.

MODIFICAÇÃO DA SOMBRA

São necessários alguns materiais e peças de equipamento simples e relativamente baratos, incluindo uma seleção de corantes para porcelana (normalmente designados por "corantes"), pincéis de zibelina de alta qualidade (um #4 -0 e um #1 são um bom começo), uma superfície de mistura de cerâmica ou vidro e um forno de esmaltagem para queimar as restaurações.

Qualquer forno de porcelana será suficiente. O vácuo ou circuitos sofisticados não são necessários para a vitrificação, mas a unidade deve ter um controlo automático (e preciso) da temperatura que assinale ao operador quando a temperatura desejada tiver sido atingida.

A fusão da porcelana é um resultado do tempo e da temperatura, pelo que uma restauração pode ser levada mais rapidamente a uma temperatura mais elevada, ou a uma temperatura mais baixa e mantida a essa temperatura durante mais tempo. Uma vez que a porcelana é também um produto do seu historial térmico, o tipo de porcelana e o número de vezes que foi cozida, bem como as temperaturas utilizadas no fabrico, determinarão a temperatura a que ocorrerá a maturação desejada. A suavidade e o brilho da superfície devem ser inspeccionados visualmente para avaliar a temperatura de vidragem adequada. Com o recente advento de materiais de baixa fusão, é essencial que o dentista saiba que materiais foram utilizados na restauração cerâmica.

A escolha dos materiais é opcional, mas deve evoluir através de um esforço de cooperação entre o técnico e o dentista. Uma vez identificadas as dimensões da cor a modificar e compreendidos os conceitos de modificação, o processo torna-se tanto lógico como artístico. As "manchas" são óxidos metálicos: Numa base de porcelana modificada. Embora a maior parte dos kits de corantes utilizem os mesmos nomes de cores, as cores reais variam muito. Os autores usam corantes de vários kits para fornecer as cores desejadas. A marca da porcelana ou do corante a utilizar não tem grande importância. A maioria dos kits de corantes tem uma gama de cores mais vasta do que o necessário. As cores mais úteis são o **laranja, o amarelo, o violeta, o cinzento, os castanhos** de diferentes tonalidades e concentrações e os brancos com diferentes translucidez.

A violeta é útil para

➢ neutralizar a tonalidade de base

➢ reduzir o croma

➢ dar a aparência de uma cor mais cinzenta (valor mais baixo)

➢ aspeto translúcido do um terço incisal.

Castanho

mais a tonalidade dominante irá diminuir o valor e aumentar o croma na parte cervical.

O amarelo e o laranja são úteis nas mudanças de tonalidade.

Uma vez apreendido o conceito de matiz, valor e croma e compreendidas as inter-relações, tudo o que resta é a prática e o aperfeiçoamento da técnica. Não há dúvida de que a construção intrínseca da cor num dente produz uma restauração superior e é a técnica preferida. As modificações de superfície devem ser reservadas para pequenas alterações para melhorar os resultados iniciais. A equipa dentista-ceramista deve compreender os conceitos de matiz, valor e croma para comunicar e cooperar para alcançar a excelência.

A translucidez é um fator significativo na reprodução bem sucedida da dentição humana. O dentista deve ter conhecimentos sobre os procedimentos de fabrico de cerâmica para comunicar com êxito a translucidez e a mistura incisal. A iridescência também é um fator a considerar e a maioria dos fabricantes de porcelana desenvolveu porcelanas incisais iridescentes. Os desenhos que representam a camada desejada de tons e efeitos incisais são úteis para o técnico. Estes devem incluir não só a vista facial, mas também um corte transversal labiolingual para indicar a espessura relativa de cada camada. Muitas vezes é necessário selecionar uma cor cervical de um guia e o terço médio ou incisal de outro. Este tipo de fabrico personalizado requer mais tempo, é mais exigente tanto para o ceramista como para o dentista, e produz uma maior satisfação para todos. A ampliação é útil para discernir o sombreado, e os dentes devem ser vistos enquanto húmidos. Quando os dentes secam, parecem mais brancos e mais opacos. Por este motivo, a seleção da cor deve ser feita no início da consulta e não no final. Observar a cor da dentina após a remoção do esmalte, bem como a presença de quaisquer áreas hipercromáticas, também pode aumentar o sucesso da seleção da cor.

VÁRIOS SISTEMAS DE ORIENTAÇÃO DA COR EM MEDICINA DENTÁRIA

Diversos sistemas de orientação da cor em medicina dentária

Guia de sombreamento

Ao escolher a cor para um restauro, é utilizado um guia de tonalidades. Um termo mais correto seria um padrão de cor; na literatura sobre cor, "sombra" pode ter pelo menos sete significados diferentes (Little, 1969). Em deferência ao uso comum, será utilizado o termo "guia de tonalidade".

Um guia de sombra ideal

Um guia de cores baseado no sistema tridimensional Mun¬sell Color Order System seria uma bênção para a medicina dentária e para a correspondência de cores das restaurações ceramometálicas. No sistema Munsell, a relação de qualquer uma das fichas de cor com as fichas que a rodeiam é instantaneamente conhecida por localização geográfica. Se o eixo acromático estiver à esquerda, qualquer ficha de cor à direita terá uma cor mais saturada, ou seja, terá um croma mais elevado. Qualquer ficha situada à esquerda terá um croma mais fraco. Qualquer ficha acima terá um valor mais elevado, e qualquer ficha abaixo terá um valor mais baixo. As limalhas do mesmo nível terão o mesmo valor. As alterações de tonalidade são previsíveis a partir da localização à frente ou atrás da limalha no círculo de tonalidade.[44]

Os diferentes tipos de guias de cores dentárias incluem:

☐ Guias de cores Hyashi - baseadas no sistema Munsell, 125 guias de cores desenvolvidas por Toshio

Hyashi. Baseia-se principalmente na tonalidade.

☐ Clark shade guide (Indicador de cor dos dentes) - baseado na análise da cor de mais de

6000 dentes. A notação munsell exacta da guia não é conhecida. Contém 60 separadores. 3 de tonalidade básica, 19 de valor, 6 de croma. Segundo ele, o valor (BRILHO nessa altura) é a dimensão mais importante a controlar (1930).

☐   Vita classical - com base no sistema de Munsell, contém 16 pastilhas, com base na tonalidade (1956).

☐   vitapan 3d-master shade guide- baseado no sistema cielab baseado no valor, desenvolvido

em 1998. contém 26 separadores

☐   Guia de cores da dentina

☐   Guia de sombra ideal - baseado no sistema cielab

☐   Spectatone baseado em matiz 256 separadores

☐   Ivoclar, Chromascope, vivodent, vita lumin, terabyte, Fuji II LC, Durafill VS,

O sistema Chromascope utiliza números 100, 200, 300, 400 e 500 para o branco, o amarelo, o

laranja, o cinzento e o castanho, respetivamente.[44]

Guias de sombra Hyashi:

É importante conhecer os guias de sombra Hyashi. Embora não se trate de um guia comercial, é um conceito que pode servir de orientação para futuros guias. Também será importante na secção seguinte, relativa ao método correto de escolha de tons. Esta ilustração é uma representação das cinco tonalidades do guia de cores concebido por Hayashi e impresso em papel. O guia Hayashi ilustrado baseia-se no sistema de ordem de cores Munsell com passos de tonalidade de

1,25 intervalos, passos de valor de 0,5 intervalos e passos de croma em intervalos de unidades, como se mostra abaixo.

1. Cinco matizes - 8,75 YR a 3,75 Y com intervalo de 1,25:.

2. Cinco valores para cada tonalidade - 6 a 8 com intervalos de 0,5.

3. Cinco cromas para cada tonalidade - I a 5 com intervalo unitário

Clark shade guide (Indicador de cor dos dentes):

Um guia semelhante foi desenvolvido em porcelana por Clark há 60 anos. O guia de Clark continha 60 cores. A experiência com os guias de cores disponíveis e a dificuldade em chegar a uma correspondência de cores aceitável, mesmo com este número limitado de separadores, cria naturalmente dúvidas sobre a praticabilidade de um guia com uma tal abundância de separadores. Na realidade, a seleção de cores seria facilitada, em vez de complicada, se houvesse uma gama adequada e uma distribuição lógica. Pode ser utilizado o seguinte procedimento:

1. Determinar o nível de valor (espreitar). O número de separadores é reduzido de 125 para 25 quando o valor é decidido.

2. Determinar o croma. Isto reduz o número de separadores a considerar para 5 (um para cada uma das cinco tonalidades).

3. Determinar a tonalidade correta.

4. Analisar qualquer diferença que possa subsistir entre o dente e a patilha e deslocar-se na direção apropriada para determinar se existe uma correspondência mais exacta.

O guia Hayashi foi proposto como uma abordagem teórica à seleção de tonalidades e, para a correspondência de cores, foram desenvolvidos guias ordenados logicamente. Um desses sistemas, o Spectatone, utilizava 12 tonalidades, mas o guia de tonalidades tinha apenas representadas todas as outras tonalidades. As tonalidades em falta podiam ser selecionadas por interpolação. Uma vez selecionada a tonalidade mais próxima, o observador tinha 36 variações de valor e de croma dessa tonalidade. Uma vez que existiam 6 tonalidades, estavam disponíveis 256 separadores de seleção e podiam ser criados 256 separadores adicionais por interpolação. O sistema permitiu ao observador deslocar-se no espaço de cor para cada tonalidade, valor e croma necessários para obter a correspondência mais próxima do dente que estava a ser reproduzido. Embora a consideração inicial de 256 separadores parecesse esmagadora, o guia era mais simples e mais eficaz do que os sistemas ilogicamente ordenados com menos separadores

GUIA DE CORES VITA CLASSICAL (VITAPAN CLASSICAL)

Introduzido em 1956

A=LARANJA, B=LARANJA AMARELO, C=LARANJA CINZENTO, D=LARANJA

CASTANHO

De acordo com **Hasegawa Aet al (2000)20** , o valor da cromaticidade vermelho-verde para o dente natural foi superior ao do guia de cores VITA Lumin vacuum. Smith PW (1998)13 que as cores mais frequentemente escolhidas se situavam na gama de tons castanho-avermelhados, com a classificação geral de A3, A2, C2, B2, B3, C3. As tonalidades em D são raramente selecionadas (cinzento-avermelhado)[44] (Fig.1)

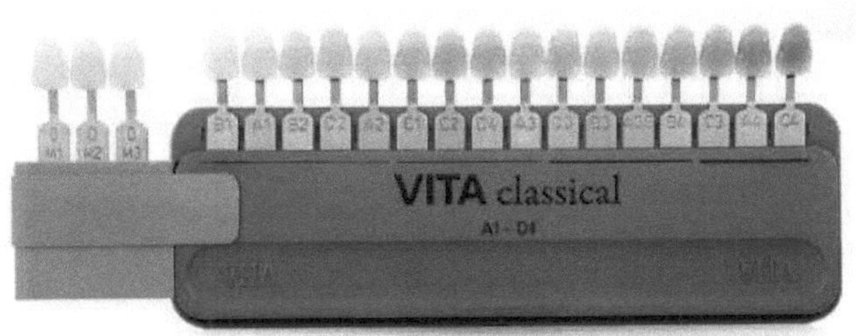

Fig. 1. GUIA DE CORES VITA CLASSICAL

Seleção de sombras com Vitapan Classical

1. Selecionar primeiro a tonalidade 70% será A 20% será D 10% serão B ou C (Escolher lotes de B e C?)

(verificar a fonte de luz, verificar o daltonismo)
2. Selecionar o croma para a tonalidade escolhida
3. Verificar valor

GUIA DE CORES VITAPAN 3D-MASTER

O fabricante deste sistema de cores recentemente introduzido afirma que ele cobre todo o espaço de cores. Foi introduzido em 1998 e reflecte a distribuição das cores dos dentes na natureza. Existe uma cobertura sistemática e equidistante do espetro de cores dos dentes naturais.

As amostras de sombras estão agrupadas em seis níveis de luminosidade, cada um dos quais com variações de croma em passos uniformemente espaçados. A tonalidade é espaçada em passos (ΔE) de 4 unidades CIELAB na dimensão da luminosidade e 2 unidades CIELAB nas dimensões da tonalidade e do croma. Uma vez que a guia é uniformemente espaçada, as tonalidades intermédias podem ser previsivelmente formuladas através da combinação de pós de porcelana. (Fig.2)

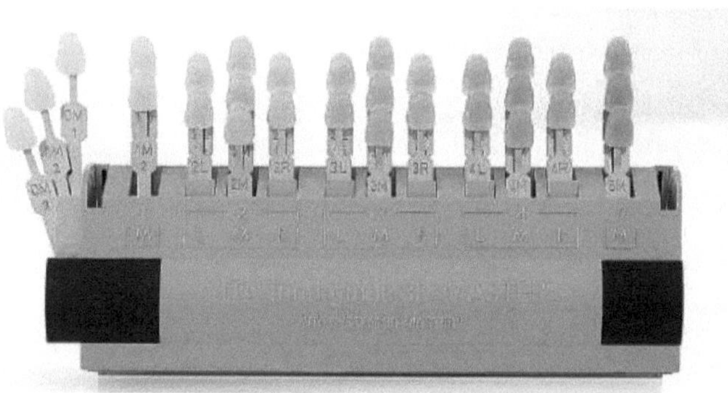

Fig. 2. **GUIA DE CORES VITAPAN 3D-MASTER**

O fabricante recomenda que se selecione primeiro o nível de luminosidade com este sistema e que se selecione depois o croma ou a saturação e, por fim, a tonalidade. Está disponível um formulário para facilitar a prescrição da tonalidade em laboratório, que pode incluir uma etapa intermédia.[44]

O mestre 3D baseia-se no sistema de valores, em vez de agrupar as cores por tonalidade, como no vita classical e no chromascop lvoclar, vivodent. Os separadores estão dispostos em 5 níveis de valores. Dentro de cada nível, os separadores apresentam diferentes cromas e matizes. Os cinco níveis cobrem a área do sólido de cor CIELAB ocupada pelos dentes naturais, com 50% das tonalidades dos dentes naturais a ocuparem o nível de valor intermédio.[44]

O nível de valor mais elevado tem 2 níveis de croma de uma só tonalidade. O nível de valor mais escuro tem 3 passos de croma de uma só tonalidade. Cerca de 2% dos dentes naturais ocupam este nível.

Os grupos 2, 3 e 4 têm 3 níveis de croma de tonalidade média e laranja e 2 níveis de croma em cada mudança de tonalidade para amarelo e vermelho. Os valores do separador no topo de cada grupo têm uma tonalidade menos cromática, o que permite aos bastonetes do olho determinar mais facilmente o valor, porque os bastonetes são mais sensíveis às gradações de preto e branco do que os cones são sensíveis à cor. [42]

Em seguida, o croma é selecionado verticalmente, movendo-se para baixo na mesma secção de valores na linha M. Segue-se a tonalidade. Para cada croma, 3 níveis de tonalidade (LMR). Ao determinar a tonalidade, o 1/3 gengival do canino é o mais elevado, porque tem a tonalidade mais elevada para a tonalidade dominante da dentição natural.

GUIA LINEAR VITA

Em 2006, como um desenvolvimento natural, foi proposto um novo guia de cores - VITA Linearguide. Esta baseinteiramente no3D Master e contém todos os seus separadores, que estão distribuídos de forma inovadora. Os separadores de cor são organizados de acordo com o seu valor. O guia de cores está ainda subdividido em seis "sub-guias" - um principal baseado no valor e cinco acessórios para Chroma e Hue. Este último é uma tentativa de ultrapassar as desvantagens das gerações anteriores de guias de cores. Com a Vita Classical, o registo da cor é um processo de uma só etapa. Isto representa uma dificuldade, uma vez que a cor correta deve ser escolhida entre todos os separadores da escala de cores. A correspondência de cores com a Vita 3D Master é um processo de três passos, o que também leva a dificuldades na determinação correta da cor. Com o Vita Linear, o registo de cores é um processo de dois passos que é mais fácil e mais rápido. Primeiro, escolhe-se o separador Valor da sub-guia principal (Valor), seguido do separador da cor real (Croma/Hue) de uma das sub-guias acessórias. O processo é mais fácil e resulta numa correspondência de cores mais precisa e rápida, uma vez que, em cada fase, a escolha é feita entre um pequeno número de separadores de cores. (Fig.3)

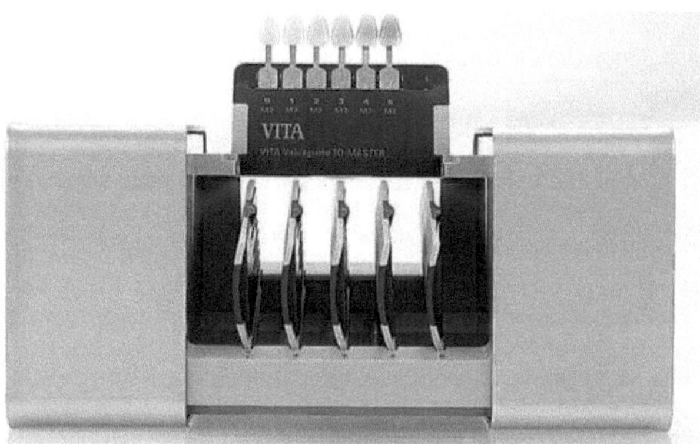

Fig.3. **GUIA LINEAR VITA**

VITA BLEACHGUIDE 3D MASTER

Estes padrões de cor são utilizados para a correspondência de cores ou avaliação durante os procedimentos de branqueamento dentário. O guia de cores tem 15 separadores que correspondem a 29 cores aprovadas pela ADA. A aplicação de um guia de cores especializado ajuda na avaliação mais realista do processo de branqueamento dentário, contribuindo também para a comunicação entre o dentista e o paciente.

O guia de sombras segue a lógica da disposição dos separadores utilizada no 3D Master e utiliza a dimensão Valor para determinar a sua estrutura. As indicações numéricas que vão de

0 a 5 denotam o valor do separador de cor, enquanto que as letras, que vão de M1 a M3, correspondem à dimensão Hue, semelhante ao grupo M no 3D Master.

CHROMASCOP (IVOCLAR VIVADENT, AMHERST, NY, EUA)

Neste guia de tonalidades, o espaço de cor é distribuído em cinco grupos com base na dimensão Hue. O código de cores é o seguinte:- No grupo 100 - branco;- No grupo 200 - amarelo;- No grupo 300

- cinzento;- no grupo 400 - cinzento;- no grupo 500 - castanho escuro. Cada grupo tem cinco separadores de tonalidade. Com o aumento do número, o croma da cor aumenta e, ao mesmo tempo, o valor diminui. A guia Sombra é composta por 20 separadores. O número de cada um deles é uma combinação do hesubgrupo e das outras duas dimensões de cor. Além disso, são adicionados separadores de cor acessórios para dentes branqueados - 010,020, 030 e 040.

BIOFORMA

O espaço de cor está dividido em quatro grupos com base na tonalidade dominante - vermelho-castanho, amarelo, vermelho-cinzento e cinzento

GUIAS DE SOMBRA FABRICADAS EM MATERIAIS DE RESINA COMPOSTA

A maioria dos fabricantes defende que a cor dos seus materiais de resina composta ou acrílico corresponde aos padrões de cor da cerâmica. No entanto, quase todos eles têm guias de cor específicas fornecidas com os seus materiais. As guias de cor feitas de materiais de resina composta podem ter uma ou várias camadas, dependendo do processo de fabrico. Por vezes, os fabricantes fornecem "protocolos" para a mistura de diferentes massas de esmalte e dentina, de modo a obter a cor desejada (Fig.4).

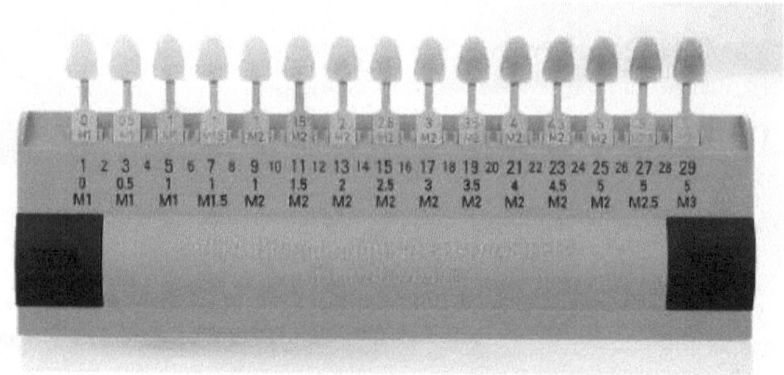

Figura 4. VITA BLEACHGUIDE 3D MASTER

A ordem dos separadores de cor é análoga à lógica utilizada nas guias de cor à base de cerâmica. As soluções desinfectantes, o calor, o polimento e o tempo de armazenamento podem afetar grandemente os materiais de resina composta e devem ser tidos em consideração quando se utilizam estes guias de cor. Entre os guias de cor mais utilizados deste grupo estão o Esthetic-X, o TetricEvo Ceram e o Venus.

Esthetic-X (Dentsply)

Este guia de cores é composto por 16 separadores de cores com a adição de um universal, universal-claro, cinzento-claro e cinzento-amarelado e três separadores para tecidos dentários branqueados (Fig.5)

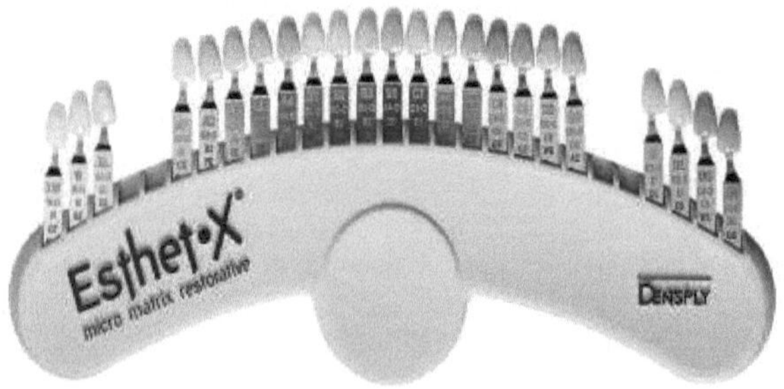

Fig. 5. Esthetic-X (Dentsply)

TetricEvo Ceram (Ivoclar Vivadent)

O guia de cores é composto por 11 padrões de cor, 3 cores de dentina, um separador para avaliação da translucidez e 4 para dentes branqueados.

Vénus (HereusKulzer)

Os padrões de cor estão organizados em três grupos - 15 separadores de tonalidade padrão, três para avaliação da translucidez e dois para estruturas branqueadas.

GUIAS DE SOMBRA PARA TECIDOS MOLES NA ÁREA CRÂNIO-FACIAL

. A utilização de um tom de rosa universal não consegue reproduzir as caraterísticas de cor dos tecidos gengivais. O espaço de cor dos tecidos gengivais tem um espetro maior do que o das estruturas dentárias, onde o valor e a tonalidade têm limites mais largos e o croma é mais estreito. A cor da base da restauração, seja ela fixa ou removível, pode ser reproduzida usando um guia de cores padrão ou fabricado individualmente. Com a utilização desta última, as caraterísticas individuais dos tecidos moles podem ser realçadas. As guias de cor padrão mais frequentemente utilizadas para tecidos moles em medicina dentária são Lucitone 199, Dentsply Trubute e Ivoclar Plus Gingiva indicator. Para além dcaraterísticas principais da cor - valor, matiz e croma, os aspectos importantes dos procedimentos de correspondência de cores para tecidos moles incluem o tamanho, a forma e a espessura das restaurações, bem como a origem étnica do doente.

GUIAS DE CORES PARA PRÓTESE FACIAL

A recriação exacta das caraterísticas individuais de cor dos tecidos moles na área facial requer a utilização de guias desenvolvidos para próteses faciais. Embora a gama de cores da pele humana seja vasta, não existem guias de cores universalmente aceites para a prótese facial Over propõe um guia de silicone em 7 passos e salienta que um dos aspectos mais importantes neste tipo de restauro é a profundidade da construção. Godoy desenvolve uma guia em acrílico constituída por 7 abas de sombra.

GUIAS DE SOMBRA FABRICADAS CLINICAMENTE (INDIVIDUALMENTE)

Nem sempre é possível determinar a correspondência de cor entre a dentição natural e as guias de cor disponíveis no mercado. As guias de cor fabricadas individualmente têm a vantagem de serem feitas com o material que será utilizado na restauração final. Comvantagem adicional, existe a possibilidade de criar várias opções com espessura variável, estrutura de superfície, individualização de vidrados com diferentes caraterísticas de cor. A determinação da cor é um fator importante na satisfação do indicador estético médico-biológico dos diferentes tipos de tratamentos protéticos, tanto em pacientes adultos como pediátricos.

GUIAS DE SOMBRA DE GAMA ALARGADA

A maioria dos sistemas de cores comerciais cobrem uma gama mais limitada do que as cores encontradas nos dentes naturais, e os passos no guia são maiores do que os que podem ser percepcionados visualmente. Alguns sistemas de porcelana estão disponíveis com guias de cor de gama alargada, e outros fabricantes alargaram a sua gama ao longo dos anos. A utilização de duas guias de cor é uma forma prática de alargar a gama de guias comerciais.

GUIAS DE COR DE DENTINA

Quando se utiliza um sistema translúcido de cerâmica pura para uma coroa ou faceta, é útil comunicar a cor da dentina preparada ao laboratório dentário. Um sistema fornece materiais de matriz especialmente coloridos que correspondem ao guia de cores da dentina e permitem ao técnico avaliar a estética da restauração .[44]

GUIA DE CORES PERSONALIZADAS

Infelizmente, pode ser impossível fazer corresponder certos dentes a amostras de cores comerciais. Para além disso, podem ser encontradas dificuldades na reprodução das guias de cor nas restaurações finais. O uso extensivo de coloração de superfície tem graves desvantagens, porque as manchas aumentam a reflexão da superfície e impedem que a luz seja transmitida através da porcelana. Uma abordagem a este problema consiste em alargar o conceito de uma escala de cores comercial através da criação de uma escala de cores personalizada. É possível produzir um número quase infinito de amostras utilizando diferentes combinações de pós de porcelana em distribuições variadas. No entanto, o procedimento é moroso e está geralmente confinado a uma prática especializada.

O fabrico de uma guia de cores personalizada, especialmente uma que tenha uma gama de cores alargada, pode ser muito útil. Embora o fabrico de uma guia deste tipo consuma muito tempo, fornece uma representação mais realista do que é possível obter. Ao contrário da maioria das guias de cor, uma guia personalizada é feita do mesmo material que a restauração final, reduzindo assim o metamerismo. Miller recomendou a adição de modificadores vermelhos (cor-de-rosa) para suplementar a guia convencional nesta área do espaço de cor onde tais guias são inexistentes. O fabrico de uma guia personalizada deve incluir um suporte metálico para restaurações metalo-cerâmicas, e deve ter uma espessura realista, alcançável com restaurações clínicas. As guias com diferentes texturas e brilhos também podem ser úteis.

Guias de sombra modificadas

Quando um dente se aproxima muito de um guia de seleção de cor específico, mas tem caracterizações ou desvios, essas variações podem ser definidas e comunicadas usando um guia de cor com o esmalte removido e um conjunto de corantes de superfície dentária ("manchas"). Recomenda-se a utilização de partículas de óxido de alumínio para remover o esmalte, embora também possa ser efectuada com discos de esmeril. O corante pode ser aplicado e removido ou modificado até se obter o efeito adequado. Quando a guia se assemelhar ao dente a ser combinado, deve ser colocada num frasco para evitar manchas e enviada para o laboratório juntamente com uma descrição dos corantes utilizados e dos efeitos pretendidos.[44]

Gráfico de distribuição de cores. O gráfico de distribuição de cores é uma abordagem prática para uma seleção de cores precisa e é recomendado mesmo quando existe uma boa correspondência na amostra de cores comercial. O dente é dividido em três regiões: cervical, média e incisal. Cada região é combinada de forma independente, quer com a área correspondente da amostra de cor, quer com uma lasca de porcelana de uma só cor. Uma vez que apenas uma única cor é combinada, as cores intermédias podem normalmente ser estimadas em vez de duplicadas através da mistura de pós de porcelana, as junções entre estas áreas podem ser comunicadas ao laboratório sob a forma de um diagrama. A distribuição das cores e a espessura da porcelana de esmalte são particularmente importantes. As caraterísticas individuais são marcadas nesse esboço e permitirão ao ceramista imitar pormenores como fracturas capilares, hipocalcificação e descolorações proximais.[44]

DISPOSITIVOS DE PROTECÇÃO DA SOMBRA

1. Colorímetros

2. Espectrofotómetro

3. Câmaras digitais como colorímetros com filtro

4. Espectrofotómetros e espectrorradiómetros

Estes dispositivos foram concebidos para ajudar os clínicos e clínicos na especificação e controlo da cor dos dentes. O mais antigo dispositivo de medição de cor concebido especificamente para uso clínico dentário foi um colorímetro com filtro. O Chromascan (Sternogold. Stamford, Connecticut) foi introduzido no início dos anos 80, mas teve um sucesso limitado devido ao seu design e precisão inadequados. O desenvolvimento posterior foi dificultado principalmente pela falta de recursos e de empenho por parte da indústria - o mercado era demasiado pequeno. Agora, com a estética a ser o principal foco do marketing dentário e com a disponibilidade de ópticas de medição da cor melhoradas, as empresas estão dispostas a fazer o investimento necessário para aplicar tecnologia avançada ao desafio do controlo da cor. Duane RD et al (1998) 12 et al utilizaram o sistema colorimétrico Cielab para estudar a relação entre as diferenças de cor medidas instrumentalmente e a avaliação do observador humano das diferenças de cor em coroas metalo-cerâmicas. Os resultados indicaram que os dentistas têm tolerâncias mais baixas para a diferença de cor que resulta da variação do croma vermelho em comparação com a diferença de cor resultante do amarelo. A aceitabilidade da diferença de cor depende da cromaticidade. Os observadores foram mais sensíveis e críticos em relação às coroas cuja cor diferia em vermelhidão do que aquelas cuja cor diferia na mesma medida em amarelo. As correlações entre as diferenças de cor obtidas por instrumentos e as avaliações visuais de percetibilidade e aceitabilidade foram fortes para as coroas que diferiam em croma amarelo e vermelho, mas fracas para a luminosidade. Os limiares de aceitabilidade foram mais baixos para as coroas metálicas que diferiam no croma vermelho (1,1 unidades). Os limiares de percetibilidade (0,4) foram inferiores à aceitabilidade para as coroas metalo-cerâmicas que diferiam no seu croma.[45]

As limitações do sistema convencional de guia de sombra são

☐   A seleção da cor depende do conhecimento subjetivo e da competência do dentista responsável

a incoerências na correspondência de tonalidades.

☐   A iluminação, o metamerismo, as ilusões e o envelhecimento conduzem a uma grande variabilidade na seleção das tonalidades.

Por conseguinte, tornou-se evidente a necessidade de normas objectivas.

Vantagem da análise digital de sombras:

1. Elimina a subjetividade da análise da cor e fornece informações exactas para o fabrico da prótese em laboratório.

2. A influência é mais objetiva, pode ser verificada repetidamente

3. Não é influenciado por factores externos, como o ambiente circundante

4. Envolve menos tempo na cadeira.
5. O aspeto do controlo de qualidade é uma vantagem real. O técnico pode verificar se o processo de replicação da cor foi exato para a tonalidade solicitada e, com os sistemas mais sofisticados, pode ser realizada uma "prova virtual".

A leitura pode ser traduzida em materiais que podem reproduzir essas caraterísticas nas restaurações fabricadas

CONCEPÇÃO DE BASE

Todos os aparelhos de medição de cor são constituídos por

1. um detetor

2. condicionador de sinal

3. Software que processa o sinal de forma a tornar os dados utilizáveis no laboratório ou no consultório dentário. Devido à relação complexa entre estes elementos, uma análise colorimétrica exacta é, na melhor das hipóteses, difícil.

Colorímetros

Os colorímetros com filtro utilizam geralmente três ou quatro fotodíodos de silício que possuem filtros de correção espetral que simulam de perto as funções padrão do observador.

Estes filtros actuam como geradores de funções analógicas que limitam a caraterística espetral da luz que atinge a superfície do detetor. A incapacidade de igualar as funções do observador padrão com filtros, mantendo uma sensibilidade adequada para baixos níveis de luz, é a razão pela qual os colorímetros com filtro são considerados inferiores aos dispositivos de varrimento, como os espectrofotómetros e os espectrorradiómetros. No entanto, devido à natureza consistente e rápida da deteção, estes dispositivos podem ser precisos com medições diferenciais. É por esta razão que são frequentemente utilizados para o controlo de qualidade[45]

A correspondência de cores por computador é um excelente método para reproduzir determinadas cores de vários objectos utilizando um espetrofotómetro e um computador. Neste estudo, os autores tentaram reproduzir a cor de amostras de porcelana em camadas de acordo com a formulação de correspondência de cores por computador, em que uma amostra de correspondência de cores por computador é feita e comparada com a amostra alvo as diferenças de cor entre as amostras de correspondência de cores por computador (opaco/dentina e opaco/dentina/esmalte) e as amostras alvo aproximaram-se de 1,0, e as amostras eram indistinguíveis por observação visual. As curvas de reflectância espetral também eram muito semelhantes.

1. A amostra-alvo é primeiro medida utilizando o espetrofotómetro e aplicando a correção de Saunderson para converter o valor medido num valor teórico.

2. A segunda etapa consiste em selecionar a camada de porcelana turva (ou seja, a dentina e o esmalte).

Se a camada turva for construída usando uma camada, então apenas uma porcelana de dentina com a menor diferença de cor (AE) é selecionada entre os oito tipos. Se for constituída por duas camadas (dentina e esmalte), é selecionada a que tiver a menor AE quando combinada. (As espessuras das porcelanas foram previamente introduzidas no programa CCM).

3. Os coeficientes de absorção e de dispersão das duas camadas de porcelana turva são então

calculados utilizando a equação de Dun-can.

4. De seguida, a cor da camada opaca é prevista utilizando a equação de Kubelka-Munk. Nesta equação, R é o fator de reflexão da porcelana alvo e Rg é o fator de reflexão da camada opaca necessária. Para determinar a cor da camada opaca, é tida em consideração a teoria das duas constantes de Alien. As amostras de porcelana CCM foram então fabricadas utilizando estas formulações CCM

COMPARAÇÃO DO ESPECTROFOTÓMETRO COLORIMÉTRICO:

Uma definição geral de um "colorímetro" é um instrumento para medir a "cor", como o nome sugere. Isto é normalmente feito preparando uma amostra de acordo com as instruções e comparando a sua cor com uma referência, ou série de referências. Um colorímetro é geralmente qualquer ferramenta que caracteriza amostras de cor para fornecer uma medida objetiva das caraterísticas da cor. Estas comparações são feitas visualmente em alguns casos e instrumentalmente num comprimento de onda fixo de luz noutros casos. As aplicações típicas são a medição do pH ou do nível de hipoclorito numa piscina.

Um colorímetro tristímulo tem três componentes principais:

1. Uma fonte de iluminação (geralmente uma lâmpada que funciona a uma tensão constante)

2. Uma combinação de filtros utilizada para modificar a distribuição de energia da luz incidente/reflectida;

3. Um detetor fotoelétrico que converte a luz reflectida numa saída eléctrica.

Cada cor tem um padrão de reflectância de impressão digital no espetro. O colorímetro mede a cor através de três filtros de banda larga correspondentes às curvas de sensibilidade espetral.

Um espetrofotómetro é um fotómetro (um dispositivo para medir a intensidade da luz) que pode medir a intensidade em função da cor, ou mais especificamente, do comprimento de onda da luz. Um espetrofotómetro é um instrumento mais complicado e existem várias configurações. Para obter uma medição precisa da cor, é aconselhável utilizar um espetrofotómetro. Um espetrofotómetro mede a reflectância para cada comprimento de onda e permite calcular os valores tristimulares. O princípio geral é que uma fonte de luz é difractada (ou seja, os vários comprimentos de onda são separados espacialmente por uma grelha ou prisma). Os vários comprimentos de onda passam através de uma fenda de entrada e da amostra de ensaio (em algumas configurações, a amostra e a fenda de entrada são invertidas). A amostra absorve seletivamente os vários comprimentos de onda da luz em quantidades variáveis. A luz passa então por outra fenda, designada por fenda de saída, e incide num detetor. O detetor converte a intensidade da luz no comprimento de onda específico num sinal elétrico que é amplificado e apresentado num ecrã ou traçado num gráfico (luz absorvida versus comprimento de onda). Existem muitas variações desta conceção básica. Por exemplo, em alguns casos, a luz que passa através da amostra é comparada com um sinal de referência que passa através de uma amostra de referência - que pode conter apenas o solvente mas nenhum absorvente ativo. Os espectrofotómetros actuais contêm monocromadores e fotodíodos que medem a curva de reflexão da cor de um produto a cada 10 nm ou menos. Em suma, um colorímetro fornece uma medida global da luz absorvida, enquanto um espetrofotómetro mede a luz absorvida em comprimentos de onda variáveis.

Câmaras digitais como colorímetros com filtro

Os dispositivos mais recentes utilizados para a correspondência da cor dentária baseiam-se na tecnologia das câmaras digitais. Em vez de incidir a luz sobre a película para criar uma reação química, as câmaras digitais captam imagens utilizando CCDs, que contêm muitos milhares ou mesmo milhões de elementos sensíveis à luz microscopicamente pequenos (fotossítios). Tal como os fotodíodos, cada fotossítio responde apenas à intensidade total da luz que incide na sua superfície. Para obter uma imagem a cores, a maioria dos sensores utiliza filtragem para observar a luz nas suas três cores primárias, de forma análoga ao colorímetro filtrado descrito anteriormente. Existem várias formas de registar as três cores numa câmara digital. As câmaras de maior qualidade utilizam três sensores separados, cada um com um filtro diferente. A luz é direcionada para as diferentes combinações de filtro/sensor através da colocação de um divisor de feixe na câmara. O divisor de feixe permite que cada detetor veja a imagem simultaneamente. A vantagem deste método é que a câmara regista cada uma das três cores em cada localização de pixel.

Espectrofotómetro

Um espetrofotómetro é um dispositivo que mede a reflectância espetral de um corpo. Se a qualidade espetral de um dente fosse conhecida e se fosse possível fabricar um material de restauração que reproduzisse ou se aproximasse dessa qualidade, então a seleção de cores e a correspondência de cores poderiam ser muito mais objectivas. No momento em que escrevo, vários projectos de espectroforometria dentária estão a fazer avanços substanciais.[45] No grupo instrumental, o espetrofotómetro Vita easy shade (VES) demonstrou a maior precisão e maior reprodutibilidade do que a avaliação humana da cor.[46]

AVANÇOS RECENTES EM GUIAS DE SOMBRA

Recentes avanços nas guias de sombra

Existem pelo menos seis sistemas disponíveis no mercado, desde os mais simples aos mais complicados, com capacidades e preços a condizer. Os dispositivos são geralmente de três tipos - colorímetros, espectrofotómetros ou analisadores digitais de cor - e utilizam várias geometrias de medição

1. Medidor de croma de sombras da Shofu

2. A sombra Vita Easyshade

3. O ShadeScan

4. Sistema de visão dentária ShadeRite

5. O SpectroShade

6. Sistema ClearMatch

DISPOSITIVOS DE PROTECÇÃO DA SOMBRA

.

Sistema	Fabricante	Tipo	Custo aproximado
Olho de sombra	Shofu Denial Corp,, San Marcos, CA	Colorímetro	$7000
EasyShade	Vident, Brea, CA	Espectrofotómetro	S5500
Verificação de sombra	Cynovad Inc., Montreal. Quebeque, Canadá	Cor digital Imagem / medidor de cor	S6000
ShadeVision	X-Rite Inc., Grand Rapids. Ml	Cor digital medidor de imagem/cor	$6000
SpectroShadc	MHT, Niederhasli, Suíça	Imagem digital a cores/ Espectrofotómetro	S 15, 000
ClearMatch	Tecnologia inteligente. Hood River, OR	Apenas software (a ser Utilizado com câmara digital)	$3000

O medidor de croma Shade NCC (Natural Color Concept) da Shofu (Shofu Dental, Mcnlo Park, Califórnia) está disponível desde a década de 1990. É constituído por uma sonda de contacto portátil e independente com cerca de 3 mm de diâmetro. A sonda é colocada contra o dente e é premido um botão de ativação. Isto envia um Hash de luz para o dente, a partir da periferia da sonda, e a luz reflectida é transportada através do centro da sonda para o detetor

onde a luz recolhida é distribuída uniformemente através de filtros de cor que se aproximam das três funções padrão do observador. Os dados são transmitidos para a unidade de acoplamento através de um sinal de infravermelhos. Existe uma base de dados de amostras de porcelana armazenada na memória e é apresentada a correspondência mais próxima do alvo com os dados armazenados. [45](fig.6)

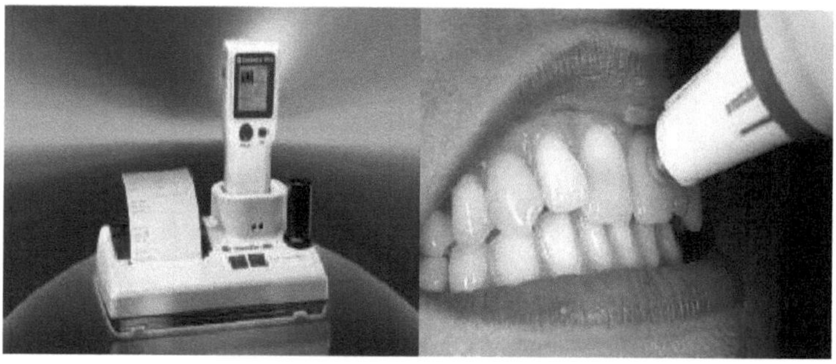

Fig. 6. NCC de sombra do Shofu

É gerada uma leitura que inclui o número do dente; a designação do guia de cores Vita Lumin mais próximo; e pós específicos de opaco, corpo e esmalte. Embora o ShadeEye tenha sido desenvolvido para ser utilizado com o sistema Vintage Halo Porcelain (Shofu Dental), as versões actualizadas do software também fazem referência a outras porcelanas populares.[45]

O Vita Easyshade (Vident, Brea, Califórnia) é um espetrofotómetro portátil que consiste numa peça de mão ligada a uma unidade de base por um conjunto de cabos de fibra ótica monocilíndricos. A sonda de contacto tem aproximadamente 5 mm de diâmetro.

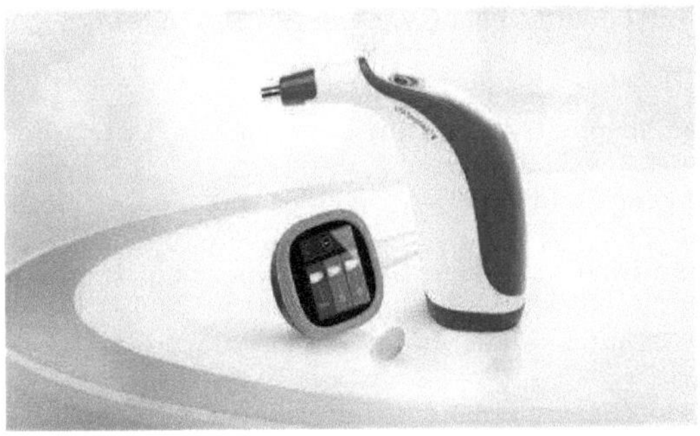

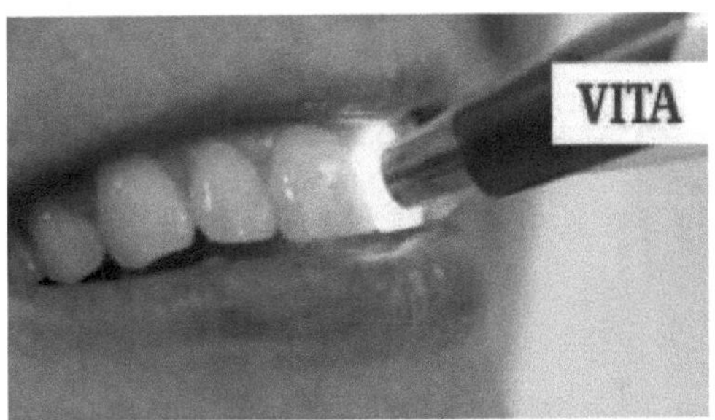

Fig7. Sombra Vita easy

Contém 19 feixes de fibras ópticas de 1 mm de diâmetro. Durante o processo de medição, o dente é iluminado pela periferia da ponta, dirigindo a luz de uma lâmpada de halogéneo na unidade de base para a superfície do dente. Existem vários espectrómetros na peça de mão que monitorizam a fonte de luz e medem a luz dispersa internamente. Uma combinação de vários filtros e matrizes de fotodíodos recebe a luz à medida que esta é direcionada através das fibras de retorno localizadas no centro da ponta de sonda. Através desta disposição, a reflexão espetral da luz dispersa é essencialmente medida em larguras de banda de 25 nm. Antes da medição, é necessário selecionar um modo de medição (dente, coroa ou >guia de cor). O ecrã apresenta a cor Vita mais próxima na designação clássica ou 3 D do guia de cores.[45]

O primeiro sistema a combinar a imagem digital a cores com a análise colorimétrica foi introduzido pela Cynovad (Saint Laurent, Canadá).

O ShadeScan é um dispositivo portátil com um ecrã LCD a cores para ajudar na localização e focagem da imagem. Através de um cabo de fibra ótica, uma fonte de luz de halogéneo ilumina a superfície do dente num ângulo de 45° e recolhe a luz reflectida a 0°. A intensidade da luz e a calibração em relação aos padrões de raios X e de cor são continuamente monitorizadas e ajustadas para proporcionar uma produção de cor consistente.

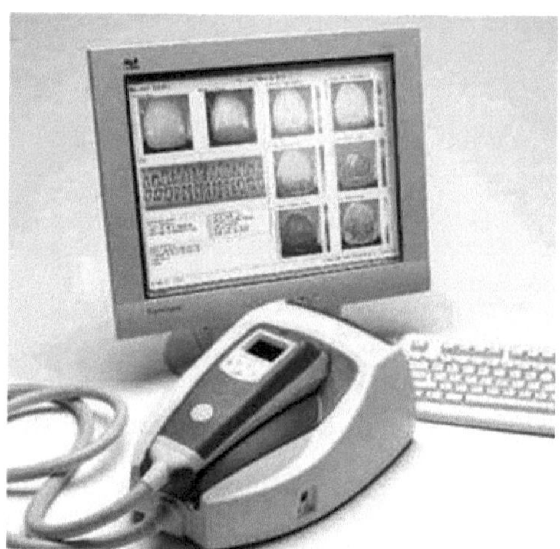

Fig. 8. Varrimento de sombras

A imagem é gravada num flashcard, evitando a necessidade de um computador no operador. Os dados transmitidos podem ser descarregados para um computador com o software Shade Scan. O mapeamento da cor e da translucidez pode, portanto, ser transmitido ao laboratório dentário por correio eletrónico ou incluindo uma impressão ou um flashcard com os elementos clínicos necessários para que o ShadeScan esteja nas designações de cor básicas do Vita Lumin. O mapeamento de cores de alta resolução, conversões adicionais de designações de guias de cores e valores de Hue/Value Chroma são possíveis com software adicional para laboratórios dentários. [45](Fig. 8)

Outro instrumento que combina a análise digital da cor com a análise colorimétrica é o **ShadeRite Dental Vision System** (X-Rite Inc., Grand Rapids, Michigan). Consiste num dispositivo portátil com a sua própria fonte de luz e um ecrã LCD que facilita o posicionamento no dente.

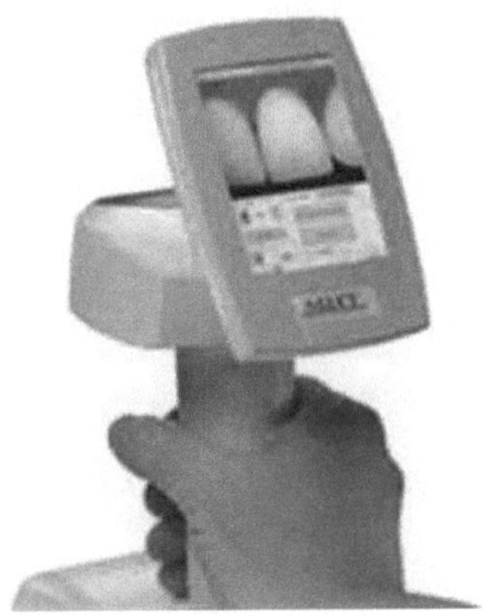

Fig. 9: Cortina de luz

Para focar e alinhar a câmara, deve ser localizado um "ponto de brilho" na junção dos terços gengival e médio do dente. As medições são efectuadas através de uma série de filtros rotativos que simulam as funções do observador padrão CIE. O dispositivo é autónomo e é colocado na sua estação de acoplamento para calibração e transmissão de dados para o computador. É possível efetuar o mapeamento da sombra e da translucidez, e os dados colorimétricos (valores CIE

L* a* b*) podem ser descarregados do computador. O laboratório deve dispor do software necessário.

O **SpectroShade** (MHT, Niederhasli, Suíça) é o dispositivo dentário de medição da cor mais complexo em termos de design e o mais complicado em termos de hardware. (Fig. 9) Oferece a maior flexibilidade em termos de análise de cor e dados colorimétricos e é de longe o mais caro. É o único que combina a imagem digital da cor com a análise espectrofotométrica. A peça de mão é relativamente grande em comparação com os modelos de sonda de contacto, e o posicionamento pode ser complicado. A calibração é um processo em duas etapas que envolve o posicionamento da peça de mão contra azulejos brancos e verdes. A luz de uma fonte de halogéneo é emitida através de feixes de fibra ótica e lentes para a superfície do dente a 45°. A imagem do dente é apresentada no ecrã do computador para que o posicionamento possa ser verificado. A luz incidente é monocromática quando atinge o dente e, à medida que é reflectida, o processo de varrimento espetral é completado em larguras de banda de 10 nm por um CCD a preto e branco e um CCD com filtro de cor. Uma vez que existe uma curva espetral associada a cada pixel do CCD, é gerada uma quantidade significativa de dados para análise. As diferenças de cor podem ser calculadas entre imagens comparadas, e são possíveis mapas de tonalidade de complexidade crescente e um para translucidez. O software contém referências de guias de cor para a maioria dos sistemas de porcelana, e podem ser adicionadas meras referências. A cor mais próxima e a magnitude da diferença de cor em relação a essa referência são especificadas. Uma imagem digital do dente, o mapa de cores e os dados colorimétricos podem ser transmitidos ao laboratório eletronicamente ou por impressão.[43]

O **sistema ClearMatch** (Smart Technology, Hood River, Oregon) permite uma abordagem diferente da correspondência digital de cores. Trata-se de um sistema de software que requer um PC com plataforma Window e uma câmara digital. Para calibrar corretamente o sinal de cor digital, deve ser incluído em cada fotografia um padrão a preto e branco e um separador de tonalidade. O mapeamento detalhado da tonalidade é fornecido nas designações do guia de tonalidade, e a informação do separador de tonalidade padrão e personalizado pode ser introduzida na base de dados do sistema. Como este sistema é apenas um software, é o mais económico.

Limitações

➢ A precisão da medição da cor é afetada pelo fenómeno da perda de bordos.

➢ O mapeamento da translucidez é inadequado em todos os sistemas.

➢ O posicionamento da sonda ou da boquilha parece ser fundamental para a repetibilidade da medição.

➢ Nenhum dos instrumentos acima é suficientemente sofisticado para funcionar nm modo de formulação: (ou seja, especificar pós e camadas para obter a designação de cor real de qualquer cor de dente ou distribuição de translucidez medida).

➢ Para que esta abordagem seja eficaz, o laboratório deve dispor igualmente de um sistema.

➢ Existem alguns modelos disponíveis no mercado, mas são muito caros.

Há uma série de limitações comuns a todos estes sistemas e, na sua maioria, resultam da natureza do que está a ser medido (ou seja, estruturas translúcidas).[45]

RESUMO E CONCLUSÃO

A compreensão da ciência da cor e da perceção da cor é crucial para o sucesso no campo em constante expansão da dentisteria de restauração estética. Embora as imitações de materiais e técnicas possam tornar impossível uma correspondência de cor perfeita, uma correspondência de cor harmoniosa, uma restauração harmoniosa pode quase ser alcançada. A seleção da cor deve ser abordada de uma forma metódica e organizada. Isto permitirá ao profissional fazer a melhor escolha e comunicá-la com precisão ao laboratório. Uma seleção de cores bem sucedida envolve uma combinação de tabelas de cores, fotografias de referência e tecnologia. Os pormenores acrescentados pelo técnico de laboratório no processo de fabrico podem muitas vezes aumentar o aspeto natural de uma cor.

Os sistemas de base tecnológica são extremamente úteis na verificação de uma correspondência de tonalidades.

REFERÊNCIAS

1. Schwabacher William B., Richârd J. Goodkind e Marie J. R. Lua Interdependência da tonalidade, valor e croma na região média dos dentes humanos anteriores. *J Prosthod 1994; 3: 188 - 192.*

2. Sproul. Correspondência de cores em medicina dentária. Parte II. Aplicação prática da cor. J Prosthet Dent 2001; 86

3. Klemetti E. Seleção da cor realizada por profissionais dentários principiantes e colorímetro. *J Oral Rehabil. 2006 Jan;33(1):31 - 5.*

4. Barna GJ, Taylor JW, King GE, Pelleu Jr GB. A influência de intensidades de luz selecionadas na perceção da cor dentro da gama de cores dos dentes naturais. The Journal of prosthetic dentistry. 1981 Oct 1;46(4):450-3.

5. Sorensen John A. e Tony J. Torres Melhoria da correspondência de cores de restaurações metalo-cerâmicas. Parte I: Um método sistemático para a determinação da cor. *O Jornal de Dentisteria Protética 1987; 58*

6. Burget, Bosch, P, C, F Borsboom. Uma comparação de métodos novos e convencionais para a quantificação da cor dos dentes Vanden *J. Prosthet dent 1990 ; 63; 155 - 62*

7. Donahue James L., Goodkind Richard J., William B. Schwabacher e Dorothee P. Aeppli. Discriminação da cor da sombra por homens e mulheres. *J Prosthet Dent 1991 ; 65: 699 - 703*

8. Riichiro R., Akirj Shiraishi, Kanji Ishihaahi, Utilização de um sistema de correspondência de cores por computador na reprodução de cores de restaurações de porcelana. Parte 3: Um espetrofotómetro recentemente desenvolvido e concebido para aplicação clínica. *Int I Prosthodont 1994;7:50-*

9. Jacobs S.H, Goodacre, Moore, R. W. Dykema, Efeito da espessura da porcelana e do tipo de liga metal-cerâmica na cor. *J Prosthet Dent 1987 ; 57 ; 138*

-144.

10. Philip W. Smith, Nairn H. F. Wilson. Seleção da cor para coroas metalocerâmicas anteriores unitárias: Um estudo retrospetivo de 5 anos de 2.500 casos. *Int J. Prosthodont 1998; 11: 302 - 306.*

11. Okubo SR, Kanawati A, Richards MW, Childressd S. Avaliação da correspondência de cores visual e instrumental. The Journal of prosthetic dentistry. 1998 Dec 1;80(6):642-8.

12. Yap AU, Human- eye versus computerized color matching. *Oper Dent. 1999 Nov-Dez;24(6): 358 -63.*

13. *Sato Riichiro,* Utilização de um sistema de correspondência de cores por computador na reprodução de cores de restaurações de porcelana. Um espetrofotómetro recentemente desenvolvido para aplicação clínica. *Revista Internacional de Prótese Dentária; 1999 ;7 ;50- 55)*

14. Akira Hasegawa, Ikuo Ikeda e Satoshi Kawaguchi. Cor e translucidez de incisivos centrais naturais in vivo. *J Prosthet Dent 2000; 83: 418 - 23 .*

15. Bruce Marcucci. Utilização conjunta de guias de dentes e de cores. *O Jornal de Odontologia Protética 2001; 86: 322 - 3.*

16. Burget, Bosch, P, C, F Borsboom. Uma comparação de métodos novos e convencionais para a quantificação da cor dos dentes Vanden *J. Prosthet dent 1990 ; 63; 155 - 62*

17. Alvin G Wee; Peter Monaghan; William M Jhonston. Variação de cor entre a cor correspondente e a cor fabricada da porcelana dentária. *J Proshet Dent 2002 ; 87; 657 - 66*

18. Francis F. Tung, Gary R. Goldstein, Sungkoo Jang e Eugene Hittelman. A repetibilidade de um colorímetro dentário intra-oral. *J Prosthet Dent 2002 ; 88: 585 - 90*

19. Rade D. Paravina. Avaliação de um aparelho visual de correspondência de cores recentemente desenvolvido. *Int J Prosthodont 2002; 15: 528 - 534.*

20. Dancy WK. Medições de cor como critérios de qualidade para a correspondência clínica da cor de coroas de porcelana. *J Esthet Restor Dent. 2003;15(2):114 - 21;*

21. Hammad IA. Repetibilidade intra-avaliador das selecções de cor com dois guias de cor. *J Prosthet Dent. 2003 Jan;89(1): 50 - 3.*

22. San Pranscisco. Uma técnica de seleção de cores. *J Prosthet Dent 2003; 89: 518 - 21*

23. Cal E. Aplicação de uma técnica digital na avaliação da fiabilidade dos guias de cor. *J Oral Rehabil. 2004 maio;31(5):483 - 91*

24. John R. Agar, Thomas D. Taylor. Guia de cores mestre Vitapan 3D. *DCNA (2004) Clínica Dentária da América do Norte.*

25. Mostafa Analoui, Evrika Papkosta, Designing visually optimal shade guides. Michael Cochran e Bruce Matis - J Prosthet Dent 2004; 92: 371 - 6.

26. Jarad FD a utilização de imagens digitais para correspondência de cores e comunicação em dentisteria de restauração. *Br Dent J. 2005 Jul 9;199 (1): 43 -9;*

27. Klemetti E. Seleção da cor realizada por profissionais dentários principiantes e colorímetro. *J Oral Rehabil. 2006 Jan;33(1):31 - 5.*

28. Kim-Pusateri S, Brewer JD, Dunford RG, Wee AG. Modelo in vitro para avaliar a fiabilidade e a precisão de um instrumento dentário de correspondência de cores. The Journal of prosthetic dentistry. 2007 Nov 1;98(5):353 - 8.

29. Della Bona A, Barrett AA, Rosa V, Pinzetta C. Visual and instrumental agreement in dental shade selection: three distinct observer populations and shade matching protocols. dental materials. 2009 Feb 1;25(2):276 - 81.

30. Oh WS, Pogoncheff J, O'Brien WJ. Correspondência digital por computador da cor dos dentes. Materials. 2010 Jun 18;3(6):3694 -9.

31. Sarkis E. Alteração de cor de alguns materiais dentários estéticos: Efeito das soluções de imersão e do acabamento das suas superfícies. The Saudi dental journal. 2012 Apr 1; 24(2): 85 -9.

32. Öngül D, Şermet B, Balkaya MC. Avaliação visual e instrumental da capacidade de correspondência de cor de 2 guias de cor num sistema cerâmico. O Jornal de odontologia protética. 2012 Jul 1;108(1): 9 - 14.

33. Wang J, Lin J, Gil M, Seliger A, Da Silva JD, Ishikawa - Nagai S. Avaliação da precisão da correspondência de cores por computador com um novo sistema de cores de porcelana dentária. O Jornal de dentisteria protética. 2014 Mar 1;111 (3): 247 -53.

34. Moodley DS, Patel N, Moodley T, Ranchod H. Comparação das diferenças de cor na correspondência de cor visual versus espectrofotométrica. Jornal dentário sul-africano. 2015 Oct 1; 70(9): 402 -7.

35. Pande N, Kolarkar MS. Avaliação espectrofotométrica da reprodução da cor do sistema de cerâmica pura prensável em dentes não corados e corados: Um estudo in vitro. O Jornal da Sociedade Indiana de Prostodontia. 2016 Jan 1;16 (1): 63 - 9

36. Tsiliagkou A, Diamantopoulou S, Papazoglou E, Kakaboura A. Avaliação da fiabilidade e validade de três dispositivos de correspondência de cores dentárias. Int J Esthet Dent. 2016; 11 (1): 110-24. PMID. 2016 Mar 1;26835527.

37. Ballard E, Metz MJ, Harris BT, Metz CJ, Chou JC, Morton D, Lin WS.

Satisfação dos estudantes de medicina dentária, professores e pacientes com a correspondência da cor dos dentes utilizando um espetrofotómetro. Jornal de educação dentária. 2017 maio;81(5):545-53.

38. Liberato WF, Barreto IC, Costa PP, de Almeida CC, Pimentel W, Tiossi R. Comparação entre a correspondência de cores visual, com o scanner intra-oral e com o espetrofotómetro: um estudo clínico. The Journal of prosthetic dentistry. 2019 Feb

39. Śmielecka M, Dorocka-Bobkowska B. Efeitos de diferentes fontes de luz na seleção da cor dos dentes. Problemas dentários e médicos. 2020 Jan 1;57 (1):61 - 6.

40. Sirintawat N, Leelaratrungruang T, Poovarodom P, Kiattavorncharoen S, Amornsettachai P. A precisão e fiabilidade da seleção da cor dos dentes utilizando diferentes técnicas instrumentais: Um estudo in vitro. Sensors. 2021 Nov 11;21(22): 7490.

41. Fattouh, Mohamed. (2021). Repetibilidade dos métodos visual, espectrofotômetro e scanner intraoral na correspondência de sombra: um estudo comparativo in vivo. Jornal Internacional de Odontologia e Ciência Oral. 2439 - 2445 . 10.19070/2377 -8075 -21000480.

42. Hardan L, Bourgi R, Cuevas-Suarez CE, Lukomska-Szymanska M, Monjaras- Avila AJ, Zarow M, Jakubowicz N, Jorquera G, Ashi T, Mancino D, Kharouf N. Novel trends in dental color match using different shade selection methods: a systematic review and meta - analysis. Materiais. 2022 Jan 8;15(2): 468.

43. Şahin N, Ural Ç. Comparação de diferentes metodologias de seleção de cor digital em termos de precisão. J Adv Prosthodont. 2024 Fev;16(1):38 -47. doi: 10.4047/jap.2024. 16.1.38. Epub 2024 Feb 23. PMID: 38455674; PMCID: PMC 10917631.

44. Rangel Todorov1, BozhidarYordanov1, Todor Peev1, Stefan Zlatev GUIAS DE SOMBRA UTILIZADOS NA PRÁTICA DENTÁRIA J do IMAB. 2020 ;3168 - 3173

45. Smitha AJ, Savitha PN Shade Matching in Aesthetic Dentistry - From Past to Recent Advances Journal of Dentistry and Oral Care Medicine Volume 3 | Issue 1; 1 -9

46. Borse S, Chaware SH. Análise e seleção da cor do dente em prótese dentária: Uma revisão sistemática e meta-análise. O Jornal da Sociedade Indiana de Prótese Dentária. 2020 Abr 1;20(2):131-40.

47. Todorov, Rangel & Yordanov, Bozhidar & Peev, Todor & Zlatev, Stefan. GUIAS DE SOMBRA UTILIZADAS NA PRÁTICA DENTÁRIA. Journal of IMAB - Annual Proceeding (Scientific Papers). 26. (2020). 3168 - 3173 . 10.5272 /jimab. 2020262.3168.

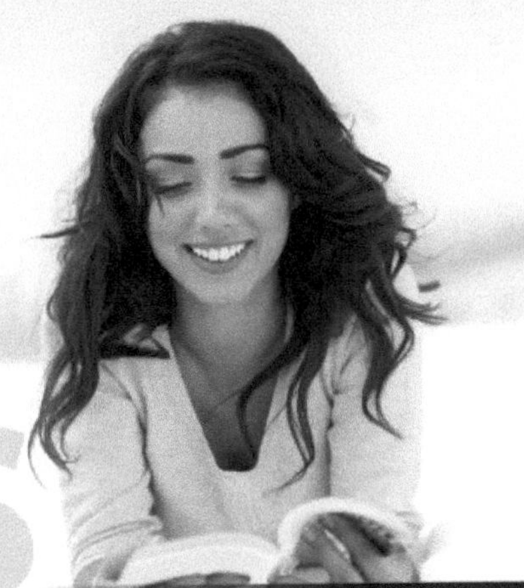

yes
I want morebooks!

Buy your books fast and straightforward online - at one of world's fastest growing online book stores! Environmentally sound due to Print-on-Demand technologies.

Buy your books online at
www.morebooks.shop

Compre os seus livros mais rápido e diretamente na internet, em uma das livrarias on-line com o maior crescimento no mundo! Produção que protege o meio ambiente através das tecnologias de impressão sob demanda.

Compre os seus livros on-line em
www.morebooks.shop

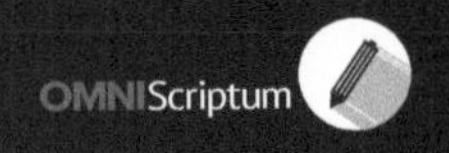

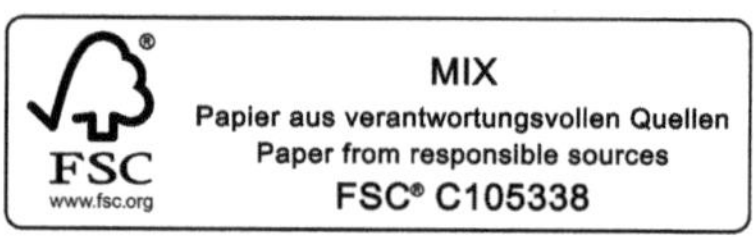

Printed by Books on Demand GmbH, Norderstedt / Germany